Rhône
n° 83
03

Dʳ Gabriel PACALIN

Élève de l'École du Service de Santé Militaire.

Travail de la Clinique gynécologique de l'Université de Lyon

Contribution à l'étude clinique

de la Grossesse

à la fois utérine et extra-utérine

LYON. — IMP. A. REY

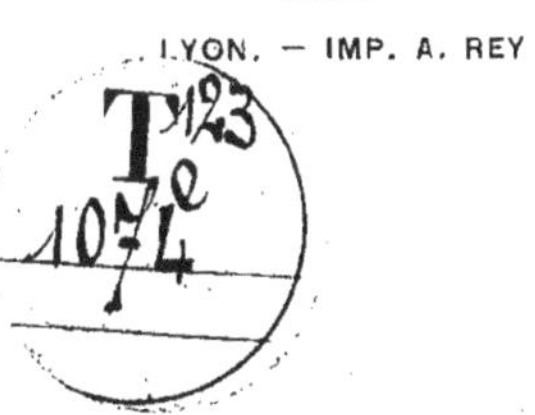
T 123
1074

BIBLIOTHÈQUE

CONTRIBUTION A L'ÉTUDE CLINIQUE

DE LA GROSSESSE

A LA FOIS UTÉRINE ET EXTRA-UTÉRINE

Te 123
1074

TRAVAIL DE LA CLINIQUE GYNÉCOLOGIQUE DE L'UNIVERSITÉ DE LYON

CONTRIBUTION A L'ÉTUDE CLINIQUE

DE

LA GROSSESSE

A LA FOIS UTÉRINE ET EXTRA-UTÉRINE

PAR

Le Dr Jean-Gabriel PACALIN

LYON

A. REY & Cie, IMPRIMEURS-ÉDITEURS DE L'UNIVERSITE

4, RUE GENTIL, 4

1903

A LA MÉMOIRE DE MA MÈRE

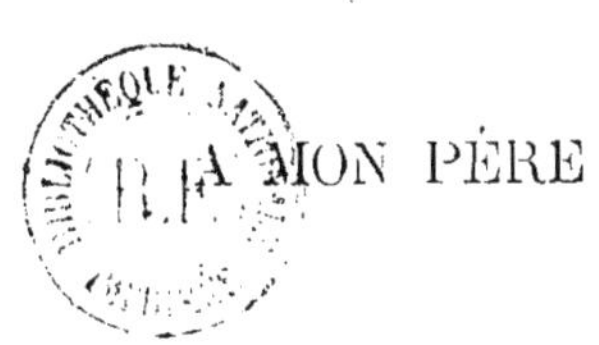BIBLIOTHÈQUE NATIONALE

A MON PÈRE

A mon Oncle

LE COMMANDANT MICHARD

Officier de la Légion d'honneur.

A MON FRÈRE

MEIS ET AMICIS

A mon Président de Thèse

M. le Professeur Maurice POLLOSSON

Professeur de Médecine opératoire,
Chirurgien-Major de l'Hôtel-Dieu.

A M. le Professeur Auguste POLLOSSON

Professeur Agrégé à la Faculté,
Chirurgien de la Charité.

A TOUS MES MAITRES

INTRODUCTION

M. Auguste Pollosson nous a communiqué une observation inédite de grossesse extra-utérine évoluant en même temps qu'une grossesse utérine. Il nous a conseillé d'étudier les cas analogues et d'en faire le sujet de notre thèse. Notre travail s'est trouvé notablement facilité par l'importante publication faite en 1901 par Hanna-Christer Nilsson. Ce travail provient de la clinique gynécologique du Dr Engström, d'Helsingforts. L'auteur a réuni, dans toute la littérature médicale, soixante-huit cas de grossesse à la fois extra- et intra-utérine. De ces observations il tire, par une analyse consciencieuse des déductions intéressantes relativement à l'étiologie, la pathogénie, l'anatomie pathologique et la symptomatologie de cette intéressante affection. Nous n'avons pas la prétention de reprendre dans notre thèse la discussion d'un aussi grand nombre de points. Nous limiterons notre travail de la manière suivante. Tout d'abord, nous fournirons le résumé des soixante-huit observations du travail de Christer Nilsson. Nous nous proposons de donner *in extenso* les observations françaises. Nous ajouterons alors aux soixante-huit cas publiés trois observations nouvelles, parmi lesquelles celle que nous a fournie M. Auguste Pollosson.

Pour la partie théorique de notre thèse, nous nous proposons de la limiter à des considérations cliniques, c'est-à-dire que nous étudierons seulement les symptômes, le diagnostic, la marche et le traitement des grossesses doubles extra- et intra-utérines.

Mais, avant d'aborder notre sujet, il nous reste un devoir bien doux à remplir, c'est de remercier ceux qui, pendant ces trois années d'école, se sont intéressés à nous.

M. le professeur Auguste Pollosson, chirurgien de la Charité, nous a donné la première idée de ce travail ; c'est à lui qu'en revient tout le mérite. Il nous a toujours accueilli avec une bienveillance extrême et nous sommes heureux de lui adresser ici l'expression de notre plus vive reconnaissance.

M. le professeur Maurice Pollosson, chirurgien de l'Hôtel-Dieu, a bien voulu accepter la présidence de notre thèse, nous le prions d'agréer l'hommage de notre bien respectueuse gratitude.

Nous tenons à remercier aussi M. le D\u02b3 Rabot, médecin de la Charité, de toute la bienveillance dont il a fait preuve à notre égard pendant notre dernière année d'école. Nous le prions de croire, que si nous n'avons pas mené à bout le travail qu'il nous avait pro posé, cela tient à des circonstances indépendantes de notre volonté.

M. le D\u02b3 Bordier, directeur de l'Ecole de médecine de Grenoble, a été pour nous d'une grande bienveillance au début de nos études médicales. Qu'il veuille bien recevoir ici l'expression de notre respect et de notre reconnaissance.

M. le Dr Dupard, médecin-major de première classe nous a témoigné un grand intérêt en maintes circonstances. Nous le prions de vouloir bien agréer ici nos sincères remerciements.

Nous remercions également M. le Dr Michon, ex-interne des hôpitaux de Lyon, de tout l'intérêt qu'il nous a porté et de l'accueil si bienveillant que nous avons toujours trouvé auprès de lui.

CONTRIBUTION A L'ÉTUDE CLINIQUE

DE LA GROSSESSE

A LA FOIS UTÉRINE ET EXTRA-UTÉRINE

DÉFINITION

Il importe, tout d'abord, d'établir une distinction dans le groupe des grossesses extra- et intra-utérines simultanées. Dans une première catégorie de cas nous voyons des femmes ayant eu une grossesse extra-utérine dont l'évolution a été arrêtée, et qui conservent un fœtus mort maintenu pendant des années dans son sac fœtal ectopique et subissant ensuite des transformations variées ; pendant cette phase, parfois très longue de rétention d'un fœtus mort, des grossesses utérines peuvent se développer et évoluer. Cette première catégorie de cas sera par nous complètement laissée de côté.

Dans un second groupe de cas, nous observerons des grossesses intra-utérines et ectopiques évoluant en même temps chez une même femme ; ce sont les cas que nous nous proposons d'étudier. L'étude de nos observations

nous imposera des subdivisions dans le groupe consi-
déré : tantôt les deux grossesses semblent avoir débuté
en même temps; il s'agit alors d'une véritable grossesse gémellaire dans laquelle l'un des fœtus se développe en un siège anormal; tantôt les deux grossesses
semblent avoir débuté à des dates différentes ; il s'agit
alors d'une véritable superfœtation; une nouvelle fécondation a lieu chez une femme déjà porteur d'une grossesse en évolution, Dans les deux subdivisions que
nous venons d'établir, il persiste un point commun; c'est
que les deux fœtus ont vécu et se sont développés simultanément, au moins pendant un certain temps.

Lorsque les deux grossesses ont débuté à des dates
différentes, l'intervalle des débuts peut être de plusieurs mois. Le plus souvent, c'est la grossesse extra-
utérine qui apparaît la première, et ce n'est que plus
tard qu'un nouvel œuf vient se greffer dans la cavité
utérine.

HISTORIQUE

D'après Clarence Webster, on connaissait déjà dans l'antiquité des cas de grossesses utérines et extra-utérines simultanées. Il en cite un remontant au xıᵉ siècle et plusieurs autres aux xvııᵉ et xvıııᵉ siècles. Il est difficile de vérifier l'exactitude de ces citations. D'après une donnée d'A. Kussmaul, il paraît douteux qu'il se soit agi dans ces cas de grossesse utérine et extra-utérine ayant évolué simultanément.

C'est seulement dans ces derniers temps que ces cas sont devenus l'objet d'une attention plus grande.

John Parry, en 1876, essaie d'établir la proportion des grossesses utérines et extra-utérines simultanées, relativement aux grossesses normales. Sur 500 cas de ces dernières, rassemblées au hasard, il en trouve 22 de combinées à une grossesse ectopique. Mais dans ces 22 cas l'auteur en a compris dans lesquels une grossesse intra-utérine a commencé après la mort d'un fœtus extra-utérin. Il dit lui-même que, dans deux cas seulement de ces 22 observations, les deux œufs furent fécondés en même temps.

Browne, en 1881, en collectionne 24. Il est vrai que, sur ce nombre, on pourrait en enlever 3; l'un d'eux a été décrit par deux médecins différents et a été compté deux fois ; dans un autre cas, le diagnostic de la grossesse extra-utérine est incertain et, dans le troisième, il est faux.

Rosthorn, eu 1890, en publiant un cas de grossesse utérine et extra-utérine qu'il avait observé, essaye de faire une statistique des cas semblables, mais il comprend aussi les cas où une grossesse utérine s'est produite à côté d'un fœtus extra-utérin, mort depuis plus ou moins longtemps.

Gutzwiller, en 1892, publie un cas personnel, suivi de dix-sept cas semblables, qu'il a recueillis dans la littérature. Il dit lui-même qu'il ne mentionne que les cas dans lesquels les deux conceptions ont été simultanées ou du moins se sont produites à peu d'intervalle l'une de l'autre. Parmi ses observations, huit avaient déjà été publiées par Browne, en 1881. Quant à son observation personnelle, il est facile, en la lisant, de se rendre compte que la grossesse utérine s'est produite après la mort du fœtus extra-utérin et qu'elle n'entre pas, par conséquent, dans la question qui nous occupe.

En 1894, Otto V. Schrenk essaye d'établir la proportion des grossesses utérines et ectopiques simultanées, relativement aux grossesses intra-utérines. Parmi six cent dix cas de grossesses extra-utérines rassemblés dans la littérature de 1888 à 1902, il n'en trouve que quatre combinée à une grossesse utérine.

Moseley publie un travail analogue en 1896. Il réunit treize observations tirées de la littérature, auxquelles il en ajoute une personnelle.

Hanna Christer Nilsson est certainement l'auteur qui a fait le travail le plus complet sur ce sujet. Son mémoire donne le résumé de soixante-huit observations, dont une inédite provenant de la clinique gynécologique du professeur Otto Engström.

Ce qui semble résulter des travaux et des observations que nous avons consultés, c'est qu'en France cette question de la coexistence des grossesses utérines et extra-utérines n'a jamais été bien étudiée. Nous ne trouvons que cinq observations françaises dans toute la littérature et tous les travaux originaux faits sur ce sujet sont des travaux étrangers. C'est cette raison qui nous a décidé à entreprendre ce travail.

SYMPTOMATOLOGIE

On voit souvent les règles cesser dès la conception, comme cela arrive normalement dans la grossesse utérine normale et même comme cela arrive presque toujours dans la grossesse ectopique. Mais nous trouvons des cas où des hémorragies utérines se sont montrées après la conception.

Tantôt, il s'agit de pertes sanguines qui ne coïncident nullement avec l'interruption de l'une ou de l'autre des grossesses. On constate, dans ces cas, des pertes plus ou moins irrégulières et traînantes, mais qui n'ont nullement le type des véritables écoulements menstruels. Ces pertes peuvent apparaître au second, au troisième et même au quatrième mois, et ne semblent pas avoir une signification bien grave.

D'autres fois, les hémorragies coïncident avec l'avortement de l'œuf contenu dans l'utérus. Elles apparaissent au deuxième ou au troisième mois, durent quelques semaines et cessent après l'expulsion du fœtus utérin et de son placenta. La grossesse extra-utérine peut continuer à évoluer.

Plus souvent, les hémorragies sont liées à l'interruption de la grossesse ectopique ; elles surviennent encore dans le cours du deuxième ou du troisième mois, s'accompagnent de douleurs abdominales, l'avortement tubaire a lieu et la grossesse utérine peut continuer à évoluer parfois même jusqu'à terme.

Nous savons que la grossesse extra-utérine peut se développer quelques mois avant le début de la grossesse utérine. Dans ce cas, les règles peuvent continuer avec leur aspect normal, pendant le cours de la grossesse extra-utérine et cesse seulement au moment où débute la grossesse utérine.

Les douleurs sont fréquentes pendant l'évolution des grossesses doubles anormales, dont nous nous occupons. Le plus souvent, elles paraissent provenir surtout de la grossesse extra-utérine et, dans ce cas, siègent de préférence du côté où s'est développée la grossesse ectopique. Le caractère des douleurs peut varier, mais il revêt souvent le type intermittent, comme s'il s'agissait de contractions utérines et de menaces d'avortement.

Parfois, c'est une grossesse tout entière qui, depuis le premier ou le deuxième mois, jusqu'à son terme, s'accompagne de sensations douloureuses. D'autres fois, les débuts sont indolores, et c'est seulement vers le quatrième ou le cinquième mois que la grossesse devient pénible.

Bien souvent, les douleurs abdominales intenses, à début brusque ou rapide, ont une signification bien particulière, elles correspondent à l'interruption de la grossesse tubaire. Parfois, c'est dans le sac fœtal qu'une hémorragie s'est produite et l'avortement tubaire peut en être la conséquence ; d'autres fois, c'est une rupture de la trompe qui est survenue, compliquée de phénomènes péritonéaux douloureux dus à l'hématocèle ou même à de la péritonite.

Les douleurs intestinales ou vésicales, qui résultent dans toute grossesse des phénomènes de compression, atteignent des proportions plus intenses dans les cas qui nous occupent, car la grossesse extra-utérine donne souvent des compressions plus directes.

MARCHE ET TERMINAISON

Les grosses doubles anormales peuvent se terminer de façon très variable. Dans vingt cas parmi ceux que nous rapportons, la grossesse est allée jusqu'au développement normal des deux fœtus.

Dans quarante-sept cas nous voyons l'interruption d'une des grossesses. Les causes sont très variables. Dans un cas, c'est une femme qui elle-même provoque l'avortement de sa grossesse utérine. Dans un autre cas, l'interruption semble due à l'absorption d'ergot de seigle. Dans deux cas, c'est une intervention chirurgicale, puis l'extirpation de l'œuf extra-utérin qui interrompt une grossesse.

Dans quarante-deux cas, l'interruption d'une des grossesses a lieu spontanément. Dix fois c'est la grossesse utérine qui se termine par un avortement, le fait ne semble pas bien étonnant et la cause de ces avortements doit être imputée surtout à l'existence de la grossesse ectopique qui peut agir sur l'uterus en provoquant une irritation de voisinage.

Dans vingt-sept cas c'est la grossesse extra-utérine qui est interrompue la première. Cela tient le plus souvent à la rupture du sac fœtal. Ces ruptures ont lieu le plus souvent au deuxième et au troisième mois, et nous

en voyons exceptionnement des exemples au septième
et au huitième mois.

L'interruption de la grossesse extra-utérine est due
souvent à un avortement tubaire, lequel a lieu presque
toujours au deuxième et au troisième mois.

Souvent le fœtus extra-utérin meurt et continue à
rester dans le sac fœtal sans qu'il soit possible de pré-
ciser la cause de cette mort. Dans ces cas nous pouvons
voir la grossesse utérine continuer son cours.

Nous avons quelques observations dans lesquelles la
cessation des deux grossesses semble s'être produite en
même temps. On constate par exemple un avortement
et la constatation de la grossesse extra-utérine, faite par
une intervention chirurgicale ou par une autopsie,
montre que le fœtus extra-utérin était de même âge que
le produit de l'avortement.

Quand l'avortement du fœtus utérin survient, la grossesse ectopique peut être influencée de façon très variable. Exceptionnellement, nous voyons la rupture d'une
trompe succéder d'une façon presque immédiate à l'avortement utérin. Plus souvent, nous voyons que l'intervalle est de quelques semaines.

Il existe un certain nombre d'observations dans
lesquelles l'œuf utérin ayant été expulsé par un avortement ou par un accouchement prématuré, la grossesse
extra-utérine a suivi son cours jusqu'au terme ou jusqu'au voisinage de son terme. Enfin, nous voyons dans
plusieurs cas que l'expulsion du fœtus utérin à terme
n'entraîne pas la mort du fœtus ectopique; on peut constater les mouvements de ce fœtus après l'expulsion du
premier et l'on a pu parfois extraire vivant le fœtus

extra-utérin, quelques jours après la naissance du premier enfant.

La rupture de la grossesse extra-utérine paraît avoir une influence plus marquée sur la grossesse développée dans l'utérus. Il existe quelque cas où la rupture d'une grossesse extra-utérine a entraîné la mort de la mère sans que l'expulsion du fœtus utérin ait eu le temps de se produire.

Dans un bon nombre des observations, la rupture de la grossesse tubaire a provoqué, dans un délai de quelques jours, l'avortement utérin.

On trouve toutefois un certain nombre d'observations dans lesquelles la grossesse utérine a pu continuer jusqu'à terme malgré la rupture de la grossesse extra-utérine et même malgré des interventions chirurgicales et des laparotomies avec extraction du sac fœtal extra-utérin. Les laparotomies sont parfois au contraire suivies de l'expulsion rapide du fœtus utérin.

Quand la grossesse utérine est arrivée à terme, l'accouchement a lieu et n'est pas troublé d'ordinaire par la grossesse ectopique. Dans quelques cas néanmoins, le fœtus extra-utérin plongeant dans le bassin a pu géner l'accouchement.

Si nous considérons dans une vue d'ensemble ce que devient le fœtus intra-utérin, nous voyons que dans près de la moitié des cas l'accouchement a lieu à terme et que dans un nombre de cas qui dépasse un peu la moitié, il est expulsé avant terme ou meurt par le fait de la mort de la mère.

Quant au fœtus ectopique, nous sommes étonné de voir combien souvent il s'est développé jusqu'à terme.

Ce développement est noté vingt-cinq fois dans les observations que nous publions, ce qui représente une proportion d'environ 37 pour 100. Cette proportion est considérable et plus grande certainement que celle observée dans les grossesses ectopiques qui ne s'accompagnent pas de grossesse utérine. Engström a cherché de ce fait étrange une interprétation et pense que cela repose sur une congestion, une hyperplasie du sac fœtal ectopique et, de ce fait, une nutrition meilleure du fœtus extra-utérin.

POSSIBILITÉ DU DIAGNOSTIC

Le diagnostic de la grossesse gémellaire avec un
fœtus dans l'utérus et l'autre extra-utérin est une chose
évidemment difficile, mais non point impossible. La
première condition est que le médecin possède les pro-
cédés d'exploration usités en gynécologie, et qu'il
sache, au moyen du palper et du toucher combinés,
apprécier la forme, le volume et la consistance de
l'utérus d'une part, la forme et l'indépendance d'une
masse extra-utérine d'autre part.

Une seconde condition est nécessaire pour arriver
au diagnostic demandé, c'est de connaître l'existence
des cas anormaux que nous signalons, de façon à pou-
voir dans un cas donné, songer à la possibilité de cette
étrange coïncidence.

Le diagnostic peut se présenter dans des conditions
bien différentes, suivant le moment où la malade est
observée. Si la femme est examinée dès le début de ses
grossesses, vers le second mois, par exemple, il sera
facile à un gynécologue expérimenté, d'apprécier l'hypertrophie de l'utérus en gestation et l'existence de la
trompe gravide. Mais ces constatations pourront donner
lieu à des interprétations variées. On pourra croire, par
exemple, à une grossesse utérine compliquée de tumé-

faction annexielle d'un côté, ou bien on pourra penser
à une grossesse tubaire et interpréter l'augmentation de.
volume de l'utérus comme une hypertrophie de voisinage. Ces deux interprétations, toutes deux erronées
seraient évidemment corrigées si le chirurgien pouvait
suivre l'évolution des tumeurs observées et constater
leur augmentation quelques semaines après l'observation première. Il arrivera un moment où l'augmentation de volume de l'utérus ne pourra plus être consi-
dérée comme une hypertrophie de voisinage et l'on
devra forcément reconnaître que l'utérus est gravide.
De même pour la tumeur latéro-utérine, grossesse
tubaire le plus souvent, si l'on a songé tout d'abord à
une tuméfaction inflammatoire de la trompe, on sera
conduit peu à peu à diagnostiquer la grossesse tubaire
en constatant le volume chaque jour croissant de la
tumeur, son indolence relative, l'absence de fièvre, les
battements artériels à la surface de la tuméfaction. Un
gynécologue compétent, songeant à la possibilité du
diagnostic de la grossesse double anormale, devra fata-
lement arriver à un diagnostic relativement précoce,
s'il observe la malade pendant quelques semaines, pendant le second et le troisième mois.

Le diagnostic peut se présenter maintenant à une
phase plus avancée des grossesses, vers le quatrième ou
le cinquième mois au plus tard. A cette phase, le diagnostic peut être plus facile qu'à la période précédente ;
il est possible que la grossesse utérine soit indéniable
et que la tumeur latéro-utérine soit aisée à interprêter.
Mais le diagnostic sera souvent plus difficile encore
qu'à une phase plus précoce. Tantôt c'est la grossesse

extra-utérine qui frappera l'attention et qui sera dia-
gnostiquée, mais l'utérus peut être masqué et la grossesse utérine risquera d'être méconnue. D'autres fois,
au contraire, l'existence de la grossesse utérine sera
facile à constater et s'imposera sans hésitation, mais la
grossesse extra-utérine pourra être prise pour une
tumeur ovarienne, pour un kyste par exemple, normal
ou enflammé. Dans ce cas, ce ne sera que l'observation
de la malade à quelques semaines d'intervalle, l'évolution progressive des deux tumeurs qui pourra ramener
dans le droit chemin le diagnostic égaré.

Enfin, les cas cliniques peuvent se présenter d'une
façon toute différente, lorsque la grossesse extra-utérine
sera interrompue par un avortement tubaire ou par une
rupture du sac fœtal. Dans ce cas, on observera le plus
souvent des accidents aigus d'une hématocèle ou d'une
hémorragie intrapéritonéale. Bientôt la tumeur d'abord
diffuse, mais souvent volumineuse de l'hématocèle, se
précisera dans sa forme et diagnostic de grossesse extra-
utérine rompue, sera fait. Dans ces cas, la difficulté
consistera à diagnostiquer l'existence de la grossesse
utérine. Le volume utérin, sa forme et sa consistance
devront être étudiés avec soin.

Nous nous contenterons dans ce chapitre de signa-
ler les conditions particulières auxquelles nous venons
de faire allusion ; il est impossible, en effet, de grouper
dans des tableaux d'ensemble toutes les possibilités; pour
connaître tout ce qui peut arriver, nous ne pouvons
que renvoyer à la lecture de nos observations.

TRAITEMENT

Nous croyons devoir poser comme premier principe qu'il faut sauver la mère plutôt que les enfants, qu'il ne faut pas exposer la mère à des dangers imminents et graves pour favoriser l'évolution problématique de la grossesse extra-utérine.

Nous pouvons considérer comme un second principe directeur que la conservation et la préservation du fœtus utérin doit passer en avant de la conservation du fœtus extra-utérin. Pour ces différentes raisons, le traitement de la grossesse gemellaire anormale devra être à peu près celui de la grossesse extra-utérine pure. Dans les premiers mois, par exemple, le danger d'une rupture du sac fœtal extra-utérin et des accidents graves d'hémorragie et de péritonite devra être notre préoccupation dominante. Le traitement préventif de ces accidents redoutables ne pourra consister qu'en une chose : l'ablation par voie abdominale du sac fœtal extra-utérin. Cette ablation pourra, dans certains cas, être suivie de l'avortement du fœtus utérin mais, le plus souvent, cet avortement n'aura pas lieu et l'ablation de la grossesse ectopique sera au contraire la meilleure condition de conservation de la grossesse utérine.

Vers le quatrième et le cinquième mois on devra,

croyons-nous, attaquer encore la grossesse extra-utérine, mais on pourra se contenter de l'ouverture du sac fœtal et de sa marsupialisation après extraction du fœtus, le placenta étant extrait ou temporairement abandonné. Quant à la conduite à suivre au septième ou au huitième mois, au cas où les deux grossesses continuent à évoluer, il est bien difficile de formuler une règle absolue.

Dans les grossesses extra-utérines pures, on considère les dangers de rupture à cette date comme bien diminués de fréquence et l'on se propose souvent d'attendre pour intervenir, que le fœtus ait achevé ou presque achevé son développement. Il nous semble que l'on doit suivre cette conduite dans les cas qui nous occupent et laisser se développer le fœtus extra-utérin lorsqu'il a dépassé le sixième mois.

Nous sommes encouragé dans cette conduite par notre statistique, dans laquelle nous trouvons des cas nombreux où les deux grossesses vont à terme. Attendons, par conséquent l'accouchement du fœtus utérin et intervenons immédiatement après pour extirper le fœtus extra-utérin.

OBSERVATIONS

I. — Observation de Duverney

Malade âgée de vingt et un ans, mariée depuis six mois.
Elle fut en proie à de grandes douleurs pendant la nuit
qui précéda le jour où Duverney l'examina. Celui-ci décrit
ainsi l'état de la malade : « Elle ressentait une pesanteur
considérable dans la matrice, accompagnée d'une grande
douleur dans les cuisses ; elle me dit qu'elle croyait être
grosse de deux mois environ, et qu'elle voyait un peu de
sang tous les jours depuis huit jours. Je la fis réchauffer
avec des serviettes, je lui fis prendre quelques cuillerées
d'une potion cordiale, mais tous ces secours furent inutiles ;
les faiblesses augmentèrent avec un froid aux extrémités ;
elle me disait à tout moment qu'elle avait envie de dormir.
J'appris qu'il s'était évacué quelque chose avec douleurs en
allant à la selle et, suivant son récit, je jugeais que c'était
un fœtus, parce que, en la touchant je trouvais le corps de
la matrice ouvert et un peu mouillé. Je lui fis donner un
lavement qu'elle ne put retenir. Je la fis confesser ; elle
mourut dans ces faiblesses et ne fut pas longtemps
malade.

J'en fis l'ouverture et, au bout de vingt-quatre heures, je
trouvais le ventre fort tendu. A peine était-il ouvert que le
sang épanché dans la cavité s'écoula abondamment ; je
pris une poïlette et j'en remplis un grand vaisseau, après
avoir ôté beaucoup de sang caillé qui était dans la région
hypogastrique et avoir visité toutes les parties, je vins à la
matrice. Je la trouvais de la grosseur de deux œufs et,

l'ayant examinée, je trouvais la trompe du côté gauche aussi grosse que la matrice et déchirée d'un côté. Ayant dilaté l'ouverture j'aperçus une membrane remplie d'un corps solide. L'ayant ouvert je trouvais le fœtus avec son placenta attaché à la trompe. Les vaisseaux de cette partie étaient fort dilatés et gros comme le tuyau d'une plume à écrire. On trouva dans la cavité de la matrice un arrière-faix parfait dont le cordon était rompu ; c'est une preuve qu'il y avait eu aussi un fœtus dans sa cavité ».

II. — Observation de Paolo Mascagni

Malade âgée de trente-sept ans, grosse pour la dix-neuvième fois.

Elle accouche d'un fœtus au troisième mois. Après l'accouchement, il existe encore une tumeur dans l'abdomen. Au neuvième mois, douleurs, sécrétion lactée, mouvements fœtaux, souffle placentaire. La femme se rétablit et les règles réapparaissent. A soixante ans elle était encore en bonne santé.

III. — Observation de Henri Cliet

Malade âgée de trente ans, a eu plusieurs enfants ; après de violentes douleurs, elle mourut. A l'autopsie Cliet trouva : « Un fœtus accroupi situé derrière la matrice, un peu du côté droit, placé dans une espèce de poche presque entièrement formée par le placenta qui occupait l'excavation du bassin, et adhérait, par sa surface extérieure, aux parois de cette même excavation par le moyen du péritoine, dont l'épaisseur était manifestement augmentée ; et par sa circonférence à la matrice, à l'ovaire droit et au pavillon de la trompe du même côté, qui étaient intimement unis avec l'arrière-faix. Celui-ci s'étendait même du côté droit, jusque

dans la fosse iliaque, par une portion qui était déchirée lors
de l'ouverture du cadavre. Du côté gauche, il se prolongeait
au-devant du rectum, de manière à séparer cet intestin de
l'utérus, et le dépassait un peu; cette portion gauche du
placenta était unie assez faiblement à ce dernier, au moyen
d'un tissu cellulaire lâche, qui permettait facilement la
séparation des deux corps, tandis que du côté droit l'ad-
hérence était telle qu'il eût été impossible d'opérer cette
séparation sans déchirer ou la matrice ou l'arrière-faix.
J'observai cependant de ce côté une légère déchirure à la
portion du placenta, réunie au pavillon. Ce dernier contenait
le fœtus enveloppé d'ailleurs dans ses membranes, dont il
ne restait que la portion qui tapissait l'intérieur du placenta
et le derrière de l'utérus.

« La matrice m'ayant paru beaucoup ʃplus développée
qu'elle ne doit l'être dans l'état de vacuité, je pensai d'abord
que cela provenait de ce que fournissant en grande partie
à la nutrition du fœtus extra-utérin, elle avait pris un accrois-
sement proportionel à celui de ce dernier; mais l'ayant palpée
je découvris bientôt que ma conjecture était fausse, et que
l'utérus contenait un deuxième enfant.

« La trompe et l'ovaire gauches étaient parfaitement sains. »

D'après cette description assez obscure, il semble que la
trompe droite et peut-être aussi l'ovaire droit ont contribué
à la formation du sac fœtal. « L'enfant extra-utérin pesait
5 onces, 5 gros et demi, et avait 8 pouces et demi de longueur. Celui qui était placé dans l'utérus ne pesait que
2 onces 2 gros et demi; il avait cinq pouces et demi de
longueur. »

IV. — Observation de Goessmann

Malade âgée de vingt-trois ans, grosse pour la première
fois et depuis sept mois. Au neuvième, mois elle accouche

d'un enfant à terme. Après l'accouchement elle ne se rétablit pas et conserve dans la moitié gauche de l'abdomen une tumeur sensible à la pression. Cinq jours après, la malade fait par le rectum une masse composée de matières fécales et de sang, et dans laquelle un médecin reconnut des vertèbres et des côtes. Mort. A l'autopsie, on vit que l'extrémité externe de la trompe gauche et l'ovaire du même coté formaient un sac qui s'ouvrait dans le côlon descendant.

V. — Observation de Mme Lachapelle

Une femme grosse de six mois environ fut amenée à l'hospice pendant les premiers jours de janvier 1811. Elle éprouvait depuis le troisième mois de sa grossesse des douleurs extrêmement vives dans l'abdomen; celui-ci était tendu et l'on sentait à droite une tumeur dure et volumineuse; à gauche, une autre tumeur aussi solide et plus grosse encore. Le col de l'utérus était ferme ; il conservait sa longueur et le ballottement du fœtus était manifeste. Dans la suite le col s'effaça, s'ouvrit et en même temps la fièvre survint, le sommeil se perdit, les douleurs se soutinrent et la malade tomba dans le marasme. Le 26 février, vers le soir, un travail naturel se déclara et s'accompagna des dispositions les plus favorables ; aussi, à 3 heures du matin, l'accouchement était terminé. Cependant l'abdomen restait développé surtout du côté droit, quoique la matrice ne contînt plus que le placenta, dont je fis moi-même l'extraction. Les douleurs, la fièvre, l'épuisement ne firent dès lors que s'accroître et les forces tombèrent si rapidement que cette femme expira quatre jours après son accouchement.

L'ouverture du cadavre fut faite le 2 mars. L'intérieur

des veines caves était teint en rouge ; le péricarde renfermait
beaucoup de sérosité rouge ; le diaphragme refoulé en haut,
était vivement injecté.

Dans l'abdomen une fausse membrane épaisse et dense
agglutinait tous les viscères ensemble et avec la paroi même
de la cavité. L'utérus et la fosse iliaque droite en bas, le
foie et le côlon en haut, les intestins grêles à gauche et
l'épiploon en avant, circonscrivaient un sac rompu à sa
partie antérieure et supérieure. Par cette ouverture s'échap-
pait du sang coagulé et demi-putréfié ; l'épaule d'un fœtus
s'y présentait ; ce fœtus putréfié pesait 2 livres ; son
placenta, également altéré répondait à la partie antérieure
et inférieure du kyste, à laquelle il n'adhérait plus. L'utérus
était dévié à gauche ; la trompe et l'ovaire avaient disparu.
La symphyse du pubis était très mobile.

VI. — Observation de Franc Petrunti

Femme âgée de trente-six ans, enceinte pour la sixième
fois. Dernière grossesse il y a sept ans. Malaises au commencement de la grossesse actuelle. Au sixième mois on
lui donna de l'ergot de seigle ; la grossesse fut mise en doute
malgré les mouvements du fœtus et l'augmentation de
volume des seins. On retira ensuite de la matrice une masse
de sang coagulé et une poche qui fut prise pour un faux
germe. Diminution de volume de la tumeur et cessation
des mouvements fœtaux. La tumeur était située du côté
droit de l'abdomen. Ténesme et fièvre. Au septième mois
de la grossesse, expulsion par le rectum d'un morceau de
maxillaire inférieur et de quelques autres morceaux d'os.
Guérison.

VII. — Observation de Philipp Horn

Malade âgée de trente ans, non mariée. Elle croit être devenue enceinte en avril 1826. Trois mois après, elle s'aperçoit qu'elle porte une tumeur de la grosseur d'un poing dans la fosse iliaque gauche. Fin septembre, mouvements fœtaux. Dans la seconde moitié de novembre on sent une tumeur située dans la partie supérieure de l'abdomen et sur la ligne médiane. Une tumeur semblable apparait bientôt après dans la fosse iliaque droite. Ces tumeurs sont en connexion les unes avec les autres et on ne peut sentir l'utérus dans le bas-ventre. Ce n'est qu'en janvier 1827 qu'on peut sentir une partie fœtale dans ce dernier. Le ventre augmente de volume. Le 20 mars, accouchement d'un enfant vivant. Dans le creux épigastrique on sent après l'accouchement un corps arrondi et, dans la fosse iliaque droite, une tête de fœtus de sept mois environ.. Horn pense à une grossesse péritonéale ayant débuté deux mois avant la grossesse utérine.

VIII. — Observation de John London

Femme de quarante ans, primipare, En juillet 1836 elle accouche d'un enfant mâle. Après la délivrance on peut sentir une tumeur abdominale, occupant la fosse iliaque gauche, et paraissant être un second fœtus extra-utérin. On en sent la tête dans la région hypogastrique. On ne perçoit pas de mouvements fœtaux. La malade guérit.

IX. — Observation de Gaetano Ambrosioni

Femme de vingt-huit ans; a eu un accouchement normal et deux avortements, l'un au troisième, l'autre au cinquième mois. Enceinte depuis juillet 1835 pour la quatrième fois. Le 21 avril, accouchement d'un enfant vivant. Mouvements fœtaux trois jours après la naissance du premier enfant. Persistance d'une tumeur du côté droit de l'abdomen. Les doigts placés au-dessus de la symphyse sentent nettement qu'il s'agit d'un fœtus et qu'il est vivant. Le 21 mai mouvements fœtaux. Le 21 juin la tumeur a un peu diminué. On ne dit pas comment la grossesse évolua dans la suite.

X. — Observation de Gordon

20 juin 1847. — Une femme nègre, grosse de six mois, fut prise des douleurs du travail. Un fœtus extra-utérin était descendu sur le cul-de-sac postérieur et fermait l'utérus. On le retira à travers le vagin. Deux jours après les douleurs recommencèrent, et elle fut délivrée en deux heures de l'enfant utérin. Elle se rétablit complètement.

XI. — Observation de Weber

Femme de vingt-huit ans. Au quatrième mois de sa grossesse, elle remarqua que son ventre était plus large qu'il aurait dû l'être à cette époque. Le 10 avril elle accoucha d'un enfant vivant. Le 14 juin son état ne s'était pas amélioré. Au toucher rectal on sentait derrière l'utérus une tumeur fluctuante, de la grosseur d'une pomme de terre moyenne. Le 17 juin il sortit, par le rectum, des fragments d'os, qui parurent être un tibia ou un péroné, des vertèbres, des côtes, appartenant à un fœtus de quatre mois. La malade guérit.

XII. — Observation de Craghead

Femme de trente-cinq ans, secondipare. Dernières règles en janvier 1849. Au commencement d'avril douleurs abdominales et tumeur siégeant dans la fosse iliaque. Le 19 avril avortement d'un fœtus de deux mois. La malade meurt au milieu des symptômes d'occlusion intestinale. A l'autopsie on trouva la trompe gauche considérablement élargie et contenant un fœtus de mêmes dimensions que celui qui était sorti de l'utérus.

XIII. — Observation de J. Eugen, Rosshirt

Ce cas a été observé par Rosshirt qui l'a ainsi décrit : « Cas de grossesse utérine et abdominale, dans lequel les deux enfants allèrent à terme, le premier sortit naturellement, et le second fut extrait de l'abdomen par colpotomie. »

XIV. — Observation de Behm

La malade a eu deux avortement et deux accouchements normaux En mars 1853, deux mois après la cessation des règles, abondante hémorragie génitale. Douleurs abdominales. Le 17 mars il sort de l'utérus une môle piriforme, longue de 6 à 8 centimètres et large de 4 à 5 centimètres. Les jours suivants lochies d'une odeur repoussante, accompagnées de l'expulsion de débris de caduques. On sent dans la région de l'ovaire droit une tumeur de la grosseur d'un œuf de pigeon. On fait le diagnostic de salpingite, Les jours suivants l'état de la malade s'aggrave et elle meurt le 31 mars.

A l'autopsie on trouve la trompe droite grosse comme un œuf de pigeon. Elle est éclatée dans toute sa longueur. La paroi interne de l'excavation ainsi formée est tapissée d'une membrane analogue à une caduque.

XV. — Observation de Buck

Malade âgée de vingt-trois ans, mariée, enceinte de

trois mois. Le 27 juillet elle fut prise de douleurs violentes
dans l'abdomen. Sept jours après elle était morte. Le
Dr Tebbets qui l'avait soignée dit qu'elle avait pris des
médicaments abortifs. A l'autopsie on trouve la cavité péritonéale contenant six à huit pintes de sang. Dans l'utérus
se trouve un fœtus de 3 pouces. A l'extrémité externe
de la trompe droite est une tumeur contenant un fœtus
moins développé que le précédent. Le sac présente un
orifice par lequel est sorti le sang épanché.

XVI. — Observation de Clarke

Femme âgée de quarante ans, mariée, a déjà eu deux enfants. Le 27 septembre 1856, Clarke trouve la malade en
travail. Elle accouche d'un enfant. On diagnostique en
même temps un second enfant. Le placenta de l'enfant
déjà né est retiré avec la main, et alors on trouve le second
enfant couché tout près de la paroi de l'utérus.

XVII. — Observation de Lumpe

Femme âgée de trente ans, mariée, grosse depuis le
mois d'août 1854. En novembre, douleurs abdominales.
L'examen montra alors que l'utérus présentait le volume
d'une tête d'enfant. Quatorze jours plus tard hémorragie
génitale. En janvier 1855, nouvelles douleurs. A la fin de
ce mois, expulsion d'un fœtus difforme. L'utérus conserve
son volume. Derrrière le col on sent une tumeur plus
grosse qu'une tête de fœtus, présentant la consistance d'une
masse de chair et d'os. Elle est située à droite de l'utérus.
Fin mars, on sent que l'utérus est vide. Bruits du cœur
fœtal battant 138 à 140 à la minute. Le 20 avril on sent

nettement les parties fœtales. Les bruits du cœur s'entendent pour la dernière fois le 20 mai. La femme guérit complétement.

XVIII. — Observation de Tuffnell

Jeune femme, mariée pour la deuxième fois. A eu il y a sept ans un enfant vivant. Le 6 juillet 1860, elle est de nouveau grosse de trois ou quatre mois. Ce jour même douleurs abdominales violentes, pouls mauvais. Mort au bout d'une heure. A l'autopsie, on trouva la cavité abdominale remplie de sang, au milieu duquel se trouvait un fœtus. La trompe droite était largement dilatée et présentait une rupture par laquelle était sorti le fœtus. Elle contenait une masse ressemblant à un placenta.

L'utérus avait le volume qu'il présente ordinairement au troisième ou quatrième mois. Il contenait un fœtus mâle plus volumineux qu'il aurait dû être à cette période.

XIX. — Observation de Pennefather

Malade âgée de trente-huit ans. A déjà eu cinq enfants. Elle avorta au mois d'août 1861 et deux mois après elle était grosse. Pendant cette grossesse, vomissements, météorisme, diarrhée, douleurs abdominales. Le 4 septembre, elle accoucha d'un enfant à terme. Le ventre reste gros et on sent à gauche de l'ombilic une tumeur présentant des mouvements fœtaux et des bruits du cœur fœtal. Ceux-ci cessent dans la suite et la malade se rétablit. Elle retombe malade en février 1863. Diarrhée, fièvre, pouls fréquent, fluctuation dans la fosse iliaque gauche. La ponction ne donne aucun résultat. Par le vagin sort une masse charnue, recouverte de matières fécales, qui une fois lavée apparait comme un fœtus fortement putréfié.

XX. — Observation de Cooke

Malade de trente-quatre ans, a eu déjà trois accouchements normaux. Pendant sa dernière grossesse sensation de pesanteur dans le ventre. A l'examen, on sentait une tumeur située à égale distance de l'ombilic et de l'appendice xiphoïde et inclinée sur le côté gauche. On crut entendre des bruits fœtaux à deux endroits différents. L'examen approfondi révéla l'existence d'un fœtus. Le 9 décembre on sentit par le vagin une autre tumeur remplissant l'excavation du sacrum. Elle ne pouvait être différente de l'utérus. Après anesthésie on termina l'accouchement par une version. L'enfant était mort. La malade mourut quarante-huit heures après.

A l'autopsie, on trouva un fœtus à terme, enfermé dans une cavité formée par une frange hypertrophiée de la trompe droite.

XXI. — Observation de Pellischek

Malade âgée de quarante ans, a eu un enfant il y a quatorze ans. Le 28 mai 1861 accouchement difficile, enfant paraissant mort. Pellischek trouva un second enfant dans l'abdomen. Les mouvements fœtaux cessèrent et l'enfant resté dans l'abdomen diminua peu à peu de volume.

XXII. — Observation de Abram Sager

Début par des symptômes de péritonite, quatorze jours après, mort. On trouva dans l'utérus un fœtus de 1 pouce

et demi de long et un second œuf dans la trompe gauche. Il
y avait deux corps jaunes dans l'ovaire droit. Les deux
œufs semblaient donc avoir été recueillis par la trompe
gauche, quoique provenant de l'ovaire droit.

XXIII. — Observation de Moore et P. Sale

Le 11 février 1870. Moore fut appelé auprès d'une
femme de vingt-deux ans, non mariée, qui souffrait de
douleurs abdominales. On sentait une tumeur dans l'hypocondre gauche. Pouls à 115. Le 3 mars, laparotomie. On
tomba sur une tumeur occupant la région de l'ovaire gauche. Une fois ouverte elle laissa échapper un flot de sang
suivi d'une masse fibreuse qui fut reconnue pour un placenta. L'ouverture élargie permit l'extraction d'un enfant
vivant. L'hystérotomie permit l'extraction d'un autre enfant également vivant. La malade mourut de septicémie
et les deux enfants vécurent.

XXIV. — Observation de Pollak

Malade âgée de vingt-cinq ans. Elle vint consulter
Pollak le 8 janvier 1871 pour des douleurs abdominales,
ténesme, etc. Elle attendait un troisième accouchement
dans ce mois.

Le 3 février. Elle accoucha d'un enfant vivant et à terme.
Après l'accouchement on constata la présence d'un second
enfant vivant hors de l'utérus. Les douleurs continuèrent.
Mort le 17 février. A l'autopsie on trouva un enfant à
terme dans la cavité abdominale.

XXV. — Observation de Beach

Malade âgée de vingt-huit ans, secundipare. Quatre ans avant de venir consulter Beach elle se crut enceinte. Six semaines après, avortement. Deux mois et demi après elle sentit des mouvements dans l'abdomen. Au moment du terme ils cessèrent et le ventre diminua de volume.

Les règles se rétablirent mais il persista une tumeur dure dans l'abdomen, occasionnant des douleurs. Le 21 janvier 1871 on fit une laparotomie et on put extraire un fœtus mâle en partie décomposé. La malade guérit.

XXVI. — Observation de Frank Argles

En septembre 1870 la malade commença à souffrir de vomissements incoercibles, les règles devinrent irrégulières et fin décembre elles cessèrent complètement. Le 10 août expulsion d'un fœtus de deux mois. Le ventre continua à augmenter de volume et le 10 juillet la malade mourut. A l'autopsie, on trouva dans la cavité abdominale un fœtus de sept mois décomposé. Il était contenu dans un sac formé par la trompe droite et l'ovaire droit, d'après Argles.

XXVII. — Observation de Satterthwait

Malade de trente-cinq ans, mariée, a eu trois enfants, le dernier il y a treize mois. Il fut extrait par un accouchement artificiel. Six semaines après, la malade remarqua qu'elle avait une grosse masse dans l'hypocondre. Diarrhée, fièvre, pouls petit, ténesme. Au toucher vaginal on sentit dans le cul-de-sac une ouverture par où sortait une masse épaisse et sentant mauvais. Le doigt pénétrait dans un sac rempli d'os de fœtus. Par l'anus, on sentit une autre ouverture pénétrant dans le même sac. Tous les os furent évacués et la malade guérit.

XXVIII. — Observation de Sink

Malade âgée de vingt-trois ans, mariée. Grosse en août 1870. En décembre expulsion d'os fœtaux par le rectum. En janvier accouchement d'un fœtus qui présentait un développement de six mois.

XXIX. — Observation de Starley

Femme ayant accouché sept semaines avant l'examen d'un enfant vivant. Pouls à 140, anorexie, vomissements. Tumeur dans l'abdomen présentant les contours d'un fœtus à terme. Suivant l'entourage, des mouvements fœtaux auraient existé quelques jours encore avant l'examen. Mort. Pas d'autopsie.

XXX. — Observation de Chabert

La malade avait vingt-quatre ans, elle était mariée. En juin 1874 elle avait accouché d'un enfant à l'Hôpital militaire de Médéah. Un mois après, elle remarqua qu'elle portait une tumeur dans le ventre. Cinq mois après elle ressentit des douleurs analogues à celles de l'enfantement. La tumeur s'enflamma. Au niveau de l'ombilic se fit une ouverture par laquelle sortit le pied d'un fœtus. Ce pied fut

extrait en même temps que la jambe. Pendant trois
semaines des masses fétides sortirent par l'ulcération. Le
16 novembre on fit une incision par laquelle on enleva le
reste du fœtus. Celui-ci était très gros. Le sac fut nettoyé
et la blessure guérit.

XXXI. — Observation de James, M. Gee

Malade âgée de vingt-huit ans, mariée. Bonne santé
jusqu'en juillet 1872 où elle se crut enceinte. Symptômes
ordinaires de la grossesse. En octobre, douleurs abdominales intenses et troubles urinaires. Vu le volume et la
consistance de l'utérus, on conclut qu'il contenait un fœtus
de trois mois et demi. Il sortit alors par l'anus une masse
sombre, fétide, ressemblant à du tissu en macération. Au
milieu de cette masse on trouva des os. Le 28 octobre,
accouchement d'un fœtus bien développé et paraissant mort
depuis peu. Guérison.

XXXII. — Observation de Rossett

Malade âgée de vingt-sept ans, mariée, primipare. En
mars 1876 elle consulta Rossett pour des douleurs dans la
région iliaque droite. A l'examen il trouva dans cette
région une tumeur de la grosseur d'une tête de fœtus. Le
5 août commença le travail et la malade accoucha d'un
fœtus mort et à terme. Le 15 novembre suivant il sortit
de la vulve le reste d'un fœtus paraissant avoir cinq mois
et en partie décomposé. Guérison.

XXXIII. — Observation de Dumolard

Mme P..., mariée depuis dix ans, est arrivée à l'âge de trente et un ans sans avoir d'enfants. Elle est douée d'une forte constitution. Elle n'a jamais été malade et ses règles ont toujours été régulières. Devenue enceinte en mars 1878, elle a, pendant tout le temps de sa gestation, souffert beaucoup d'une constipation opiniâtre et de coliques dans le bas-ventre. Elle a eu, en outre, la cuisse et la jambe gauche très enflées pendant tout le cinquième mois de sa grossesse, et plus tard elle était poursuivie par des pressentiments sinistres ; il y avait dans son état, disait-elle, quelque chose d'anormal qui mettrait obstacle à sa délivrance.

Arrivée au terme de sa grossesse, Mme P... commence à ressentir des douleurs utérines très irrégulières qui se prolongent pendant huit jours avant d'amener la rupture de la poche des eaux.

A ce moment-là (14 décembre 1878), les douleurs et la contraction étant devenues plus fortes, je suis appelé auprès de la malade. Le ventre est volumineux et porté fortement en avant, le bassin est normal, le col utérin est très haut et appliqué en avant contre la symphyse du pubis, sa dilatation est peu avancée.

Afin de terminer la présentation, j'introduis la main dans le vagin et, poussant le doigt dans le col, je touche une oreille et une partie du crâne ; je suis donc en présence d'une présentation oblique. L'état général de la malade étant satisfaisant, le col n'étant pas assez dilaté pour permettre l'introduction des branches du forceps, j'ai pensé qu'il fallait temporiser.

Trois heures plus tard, on vient me chercher en toute hâte, Mme P... est en proie à des crises d'éclampsie. A mon arrivée elle est plongée dans un état comateux, le col est dilaté, la tête s'engage au détroit supérieur. J'applique immédiatement le forceps et, après trente minutes d'efforts, je suis assez heureux pour amener un enfant vivant. Pendant cette opération la mère a eu deux nouvelles crises éclamptiques.

Immédiatement après la sortie de l'enfant je porte la main sur le ventre afin de m'assurer qu'il est libre, et je suis désagréablement surpris par la présence d'une deuxième tumeur fœtale; c'est à peine si l'abdomen a changé de volume.

La situation est grave. L'accouchée est dans un état de mort apparente, le pouls est très faible et les mouvements respiratoires à peine sensibles.

Sans perdre un instant, j'introduis la main dans le vagin pour m'assurer de la présentation et pour terminer ce deuxième accouchement, soit par la version, soit par le forceps. Le col est toujours très haut et porté fortement en avant contre la symphyse. Pour pénétrer dans la matrice je suis obligé d'incliner le coude très en arrière. Je sens que ma main est portée en avant et aplatie contre les parois abdominales. Après avoir extrait le placenta, je trouve l'utérus vide; sa cavité d'ailleurs est complètement effacée et la main a de la peine à avancer. Derrière l'utérus, je sens une tumeur énorme qui, partant du détroit supérieur, remplit l'abdomen et refoule en avant la matrice et la main qui l'explore. Pendant ces manœuvres, je sens successivement sous les doigts le tronc du fœtus et ses membres repliés. Ayant bien reconnu cette masse fœtale et n'ayant rencontré aucune ouverture pour pénétrer jusqu'à elle, je retire ma main et je fais mettre la malade dans son lit. Je n'ai pas affaire à un utérus double ou bifide, je suis en présence d'une grossesse abdominale.

Je suis tellement sûr que le fœtus est appliqué directement contre la paroi postérieure de l'utérus que j'ai un instant l'idée de réintroduire la main garnie d'un bistouri (chose difficile, mais cependant possible), de fendre longitudinalement la paroi qui me sépare de l'enfant et d'extraire celui-ci sans désemparer. Mais je réfléchis que mon incision risque fortement de donner lieu à une hémorragie mortelle. Si d'ailleurs la malade échappe à ce premier accident, l'extraction du fœtus peut amener le décollement du placenta et, par suite, une hémorragie dont il sera impossible de se rendre maître. Je sais que dans les opérations de grossesse extra-utérine il faut tout faire pour empêcher le décollement du placenta. Ces quelques réflexions me rendent plus prudent. La malade étant replacée dans son lit, je procède à un examen plus attentif de la tumeur. Le ventre est distendu par une masse charnue, qui, du bassin, remonte au-dessus de l'ombilic. La partie supérieure de la tumeur est ronde, superficielle et résistante; elle est certainement formée par la tête du fœtus placée directement dans la paroi abdominale. Plus bas la tumeur devient plus volumineuse; elle est fine, dure et non fluctueuse; elle donne à la main la sensation que l'on éprouve lorsqu'on palpe le ventre d'une femme en couches. A plusieurs reprises j'essaie sans succès de provoquer chez le fœtus des mouvements actifs. Par le toucher vaginal je sens une induration diffuse dans le cul-de-sac postérieur.

Quelques instants après l'issue du premier enfant se déclare une dernière crise d'éclampsie; la malade vient d'absorber non sans peine 5 grammes de bromure de potassium.

Mme P... passe le reste de la nuit dans le coma et vers le point du jour elle se réveille dans le délire. Dans la matinée elle est revenue à elle-même, mais elle ne peut croire à son accouchement, puisque le ventre est toujours gros et qu'elle sent remuer son enfant.

Les jours suivants, les suites de couches sont régulières et l'enfant est envoyé en nourrice.

Pendant les premiers jours la malade continue à sentir dans son sein des mouvements de glissement. Ces mouvements sont assez ressemblants à ceux qu'elle a perçus vers le cinquième mois de sa grossesse, puis ces mouvements deviennent de plus en plus rares et, vers le sixième jour, ils disparaissent totalement. Pendant cette période j'essaye plusieurs fois, et sans succès, de provoquer des mouvements actifs. Je ne réussis pas mieux lorsque je cherche à entendre les battements du cœur.

Il est bon de remarquer que le sthétoscope est séparé du fœtus par la paroi abdominale antérieure et par les deux parois utérines. Peut-être aurais-je été plus heureux si j'avais eu l'idée de rechercher les battements plus en arrière, dans les flancs et même dans le dos.

20 décembre. — Le lait commence à passer, le pouls est à 45, la peau est chaude et la tête lourde. La partie supérieure du fœtus toujours dure, ronde et superficielle a baissé sensiblement. Au toucher vaginal on trouve le col déchiré à droite et à gauche. Il est toujours fixé en hauteur contre le pubis. Sur les côtés du col et dans le cul-de-sac postérieur l'empâtement est plus prononcé, mais il est impossible de reconnaître la partie fœtale qui occupe la cavité de Douglas. La malade se plaint de ressentir de temps en temps des douleurs dans la région sacrée et dans le bas-ventre, principalement dans la fosse iliaque gauche. Lorsqu'on presse avec la main la tête du fœtus, de manière à la repousser en bas et en arrière, on réveille infailliblement les douleurs. La malade prend quelques potages légers et pour combattre la constipation, elle fait usage de lave-

ments huileux. Le lendemain 20 décembre, les douleurs du bas-ventre et de la région sacrée sont plus fortes et plus fréquentes, mais il n'y a aucun indice de péritonite.

22 décembre. — La tête paraît encore avoir baissé, elle n'arrive plus qu'au niveau de l'ombilic. Les douleurs du bas-ventre et des reins sont de plus en plus intenses, la malade les compare aux grosses douleurs de son accouchement. Chaque douleur s'accompagne de contraction et d'efforts.

Je prescris à la malade la préparation suivante :

<pre>
Sirop de tolu.   200
Chloral.   10
Essence de menthe . . . . . .   II gouttes.
</pre>

à prendre par cuillerées chaque fois que les douleurs et la contraction deviennent fortes. Disons tout de suite que cette médication réussit parfaitement bien et qu'elle permet à la malade de reposer pendant la nuit. Ce sirop chloralé est employé pendant tout le temps que durent les douleurs.

24 décembre. — Les contractions continuent à être fortes et douloureuses, la malade ne peut pas rester plus de cinq heures sans user de son chloral.

27 décembre. — La partie supérieure du fœtus est à un travers de doigt au-dessous de l'ombilic. Les contractions sont toujours fortes et rapprochées. Par le toucher vaginal je puis reconnaître dans le cul-de-sac postérieur la partie inférieure d'une tumeur dure et ronde : on dirait l'extrémité inférieure du fœtus. Pendant les contractions, il s'échappe du vagin quelques gouttes de sang qui tachent le linge de la malade. Ce léger suintement sanguin me paraît venir des déchirures du col. La malade a eu dans la matinée quelques frissons erratiques, son pouls est à 90.

30 décembre. — Mme P... se trouve bien, elle n'a plus ni douleurs, ni contractions, la tête du fœtus est à deux

travers de doigts au-dessous de l'ombilic. Nous constatons en même temps que les dimensions transversales de la tumeur fœtale diminuent, que les flancs deviennent plus libres, et que la saillie en avant de l'abdomen s'amoindrit ; même signe donné par le toucher vaginal ; pas de fièvre.

10 janvier 1879. — La malade continue à ne pas souffrir et sa tumeur diminue progressivement ; constipation opiniâtre.

Le 14 janvier, c'est-à-dire trente jours après l'accouchement, les douleurs et les contractions reparaissent ; toutefois elles sont moins violentes que pendant le mois de décembre et elles cèdent plus facilement au chloral. Par le toucher vaginal on rencontre une grosse tumeur lisse et arrondie qui remplit la partie supérieure du bassin. La muqueuse vaginale, est chaude et sensible au toucher ; je vois là l'indice d'un travail infflammatoire dont le siège peut être placé dans la cloison recto-vaginale, La malade accuse quelques frissons et quelques bouffées de chaleur.

A partir de la fin janvier les douleurs cessent, la tumeur tend à disparaître et la malade reprend chaque jour des forces. Les règles apparaissent vers le 20 février, elles réveillent quelques douleurs et quelques contractions.

20 mars. — Nouvelle menstruation sans douleur. A cette date, la malade se trouve assez forte et assez dégagée pour reprendre son travail.

6 avril. — J'ai prié Mme P... de me permettre un dernier examen. Le ventre est souple et revenu à son volume normal ; on ne trouve à la palpation aucune trace de la tension ; le dernier point occupé par celle-ci a été la fosse iliaque gauche. C'était également de cette région que partait la douleur pendant la grossesse. Le col est toujours porté en haut et en avant ; le cul-de-sac postérieur, qu'il n'est pas

facile d'atteindre, est encore le siège d'un empâtement sans tumeur appréciable.

Depuis ce moment jusqu'à ce jour, 1er septembre, Mme P.. n'a pas cessé de jouir d'une santé parfaite.

Si l'observation que nous venons de relater ne se rapporte pas à une grossesse extra-utérine, quelle pourrait donc être la nature de la tumeur dont nous venons de parler ?

Eliminons d'abord les collections séreuses, telles que les kystes de l'ovaire et l'ascite. Nous avons démontré que notre tumeur était, à n'en pas douter, dure et solide dans toute son étendue.

Pourrait-on penser à une tumeur fibro-kystique de l'ovaire, à un myome utérin très développé ou à un fibrome volumineux des parois du bassin ? Aucune de ces suppositions n'est soutenable. Quand les tumeurs que nous venons d'énumérer arrivent au volume d'un fœtus à terme, elles ne disparaissent pas spontanément dans l'espace de trois mois.

D'ailleurs, tous les symptômes que nous avons observés concourent à prouver le bien fondé de notre diagnostic.

Pendant tout le cours de sa grossesse Mme P... a des douleurs dans les reins, dans le bas-ventre et surtout dans la fosse iliaque gauche où est venu se greffer l'œuf fécondé. Le travail inflammatoire déterminé par le développement de l'œuf dans sa position anormale amène, vers le cinquième mois de la grossesse, une phlébite ou une compression de la veine iliaque gauche avec œdème du membre correspondant. On reconnaît au moment de l'accouchement, que le col est fixé en haut et en avant contre le pubis ; nous notons le symptôme auquel M. Depaul attache quelque importance.

Pendant l'accouchement nous avons pu nous assurer, la main étant dans l'utérus, que derrière cet organe se trouvait une tumeur présentant la forme et la consistance d'un fœtus à terme. Nous avons constaté ensuite que la partie supérieure de cette tumeur était ronde, dure, superficielle et tout à fait semblable à la tête d'un fœtus.

Notons encore que, pendant les six premiers jours de l'accouchement Mme P... a continué à sentir les mouvements de son enfant. Il est enfin un symptôme qui ne manque jamais dans la grossesse extra-utérine arrivée à neuf mois, c'est le développement de l'abdomen et le faux travail qui dure quelques jours, puis cesse et renaît un mois plus tard. Les mêmes phénomènes peuvent se produire pendant des mois et des années. Ce symptôme n'a pas manqué chez notre malade.

Grâce à la vigueur de sa constitution, Mme P... a pu résister à tous les accidents que nous avons décrits ; alors le liquide amniotique s'est résorbé, les parties molles du fœtus ont subi différentes métamorphoses et ont fini par disparaître. Enfin, tout s'est terminé par l'enkystement des os du fœtus dans la région sacro-lombaire et par la formation définitive d'un lithopœdion. Nous devons ajouter que notre excellent collègue le Dr Vigier a examiné notre malade à plusieurs reprises ; il nous a aidé de ses conseils et jamais il n'a mis en doute la nature de la tumeur.

XXIV. — Observation de Wilson

Femme de vingt-quatre ans, mariée, a eu deux accouchements normaux.

Le 15 avril 1880, elle accoucha d'un enfant vivant un mois plus tôt qu'elle ne l'espérait. Persistance d'une tumeur dans l'abdomen après l'accouchement. Utérus vide. Le 11 mai, laparotomie. On trouva une tumeur semblable à une tumeur ovarienne. On l'ouvrit et on en retira un enfant vivant. On réunit le sac à la paroi abdominale. Après l'opération, tranchées violentes. Quatre jours après, mort. A l'autopsie on trouva le sac fœtal relié en haut au côlon transverse et à l'épiploon, à gauche au côlon descendant, à droite au fond de l'utérus, en arrière à l'intestin grêle et plongeant en bas dans la cavité de Douglas,

XXXV. — OBSERVATION GALABIN

Malade âgée de trente-six ans, mariée en 1878. Fausse couche la même année. En avril 1879 accouchement d'un enfant à terme au moyen du forceps. On attendait un deuxième accouchement en septembre. En avril, par conséquent au quatrième mois de la grossesse, douleur du côté droit de l'abdomen. Deux tumeurs dans l'abdomen, la gauche présentant les signes d'un fœtus vivant et la droite ceux d'une tumeur de l'ovaire. Le 16 juin symptômes de rupture et péritonite. Le 20 juin laparotomie ; on trouve dans l'abdomen une grande quantité de sang à côté d'un fœtus mort mais non décomposé.

Mort de la malade par hémorragie le 24 juin. Les deux fœtus avaient, d'après Galabin, atteint un même développement.

XXXVI. — OBSERVATION DE PIERSON.

Malade âgée de trente-trois ans, mariée à vingt-quatre ans. A eu quatre enfants et un avortement au troisième mois.

Dernières règles le 20 octobre 1880.

Elle est enceinte de six mois. Au milieu de 1880, avortement. Le 3 janvier 1881, hémorragie, douleurs abdominales, météorisme. Le 9 janvier, mort. A l'autopsie on trouva du sang dans l'abdomen, ainsi qu'un sac renfermant un fœtus. Le sac était formé par l'ovaire droit et la trompe droite venait s'y ouvrir.

Corps jaune dans l'ovaire gauche.

XXXVII. Observation de Ahlfeld.

Malade âgée de trente-quatre ans, mariée pour la deuxième fois, pas d'accouchement antérieur. Menstruation régulière jusqu'en janvier 1886 où eurent lieu les dernières règles. En février, signe de tumeur abdominale : envies fréquentes d'uriner, constipation, crampes. Le 4 mai, tumeur à 21 centimètres au-dessus du pubis. Le 15 mai bruits fœtaux au niveau de la tumeur.

Quelques jours après les bruits cessent quoique la tumeur angmente de volume.

27 mai. — Hémorragie qui dura trois jours. Le 4 juin Ahlfeld trouve la moitié droite de la tumeur plus dure que la gauche ; elle donne de plus la sensation de parties fœtales. Le 2 juillet légère hémorragie.

3 juillet. — Bruits fœtaux à gauche.

20 Juillet. — Accouchement d'un enfant vivant. La tumeur a disparu, mais la droite garde son volume. Elle n'occasionne aucun trouble et la malade est en bonne santé.

XXXVIII. — Observation de Brühl.

Femme âgée de trente-neuf ans, a eu six enfants vivants et à terme. Dernières règles fin novembre 1878.

Fin mars, mouvements fœtaux, dyspnée, douleurs dans le bas-ventre, troubles urinaires, constipation, ventre très volumineux.

A l'examen, le 9 juin, l'utérus gravide paraît refoulé en haut par une tumeur qui remplit le bassin. On envoya la malade à la clinique obstétricale de Berne et pendant le trajet, elle accoucha dans le train d'un enfant mort. A l'examen on sentait deux tumeurs, l'une à droite, c'était l'utérus vide, l'autre à gauche de nature indéterminée. Frisson, température de 39.6, pouls battant 140, ventre douloureux. Le 10 juin, laparotomie. Dans le côté gauche de l'abdomen se trouvait un fœtus macéré qu'on retira. Mais on ne put arrêter l'hémorragie et la malade mourut. A l'autopsie on trouva un sac fœtal indépendant de la trompe et de l'ovaire droits. Brühl pense qu'il s'agit d'une grosseur abdominale typique.

XXXIX. — Observation de Kelsey.

Malade de trente-deux ans, mariée depuis quatorze ans, a eu cinq enfants. Dernières règles fin avril. Fin décembre, douleurs dans le bas-ventre et constipation. Le 10 janvier les douleurs deviennent plus fortes. Kelsey qui examine alors la malade trouve une tumeur abdominale dans laquelle il distingue deux fœtus, l'un à droite de la ligne médiane, l'autre à gauche dans le cul-de-sac de Douglas. Bruit du cœur fœtal.

18 janvier. — Les douleurs ont cessé et il se produit un avortement d'un fœtus macéré. Mort dix heures après.

A l'autopsie on trouva un fœtus à l'extrémité de la trompe droite. Kelsey pense que les bruits du cœur qu'il entendit huit jours avant l'accouchement appartenaient à l'enfant extra-utérin.

XL. — Observation de Edis.

Femme de trente-huit ans, mariée ; dernières règles en septembre 1888. Coït en août. Violentes douleurs en novembre. En février 1889, constipation, vomissements, troubles urinaires.

Dans le côté gauche de l'abdomen on sentait une tumeur. Sur la ligne médiane on en sentait une autre qui présentait la consistance de l'utérus gravide. Laparotomie le 12 février.

On trouve l'utérus gros de cinq mois.

A sa gauche est un sac fœtal contenant un fœtus de cinq mois. Le fœtus intra-utérin continuait à se développer, quand le cas fut rapporté.

XLI. — Observation de Harriman

Malade de trente-deux ans, mariée depuis trois ans. Première grossesse. Douleurs pendant les quatre derniers mois de la grossesse. A terme, Harriman trouva au-dessus de l'ombilic une tumeur dure qu'il prit pour un crâne d'enfant, dans la région lombaire droite une petite éminence et au-dessus de l'ombilic un autre petit renflement. Le 24 novembre 1889 accouchement d'un enfant vivant. Les douleurs ne cessèrent pas et l'on sentit un autre enfant en dehors de l'utérus, on ne lui trouva aucun signe de vie. Deux semaines après la tumeur formée par l'enfant extra-utérin diminua de volume et, à la fin de février 1900, elle était de la grosseur d'une grosse noix de coco. Guérison.

XLII. — Observation de Rosthorn

Malade âgée de trente-six ans, a eu douze accouchements le dernier en novembre 1889. Grosse de nouveau, elle a éprouvé pendant sa grossesse des douleurs lombaires et abdominales. Six semaines avant l'accouchement, hémorragie qui dura jusqu'à ce dernier. Accouchement d'un fœtus mort depuis sept mois. La malade s'aperçut qu'elle avait conservé une tumeur dans le ventre. Pendant cinq semaines mouvements fœtaux, douleurs violentes ; Crobak sentit l'utérus augmenté de volume et refoulé à droite par une tumeur. Le 1er février laparotomie. On trouve une tumeur formée par la trompe gauche constituant un sac fœtal dans lequel est contenu un placenta. Dans la cavité de Douglas on trouve un hématome dans lequel est un fœtus macéré. Guérison.

XLIII. — Observation de Whitcomb

Femme âgée de trente-six ans, mariée, a eu un enfant en 1873. Devenue enceinte en 1878. Au début de la grossesse, vomissements et douleur dans la région inguinale gauche. Le 10 mars, nouvelles douleurs, pouls petit battant à 120, température de 101°5 F. Vomissements. L'utérus était augmenté de volume et, à sa gauche, était une tumeur élastique. Le 27 mars, la malade accouche de deux enfants. L'un des placentas était dans l'utérus, l'autre était dans une poche correspondant à l'orifice utérin de la trompe. Dans ce cas la grossesse ectopique était interstitielle.

XLIV. — Observation de Herzfeld

Malade de trente-trois ans, mariée, a eu deux enfants vivants et à terme et un avortement au quatrième mois. Dernières règles en juin 1890. Le 12 mars 1891 naissance d'un enfant vivant et à terme. Mouvements fœtaux après

l'accouchement. Tumeur abdominale donnant la sensation
de parties fœtales. Laparotomie le 24 mars. A droite de
l'utérus était une tumeur développée aux dépens de l'ovaire
droit, car la trompe était intacte dans toute sa longueur. Il
s'agissait d'un sac fœtal qui contenait un fœtus à terme
macéré. Aucune trace de tissu ovarien dans la paroi du sac.
Guérison.

XLV. — Observation de Martin

Malade âgée de quarante ans, mariée, a eu trois enfants
à terme et un accouchement prématuré. Enceinte au milieu
de février 1890. Martin appelé apprit que la malade avait
des hémorragies utérines depuis quatorze jours, ainsi que de
la constipation et des vomissements. Douleur dans la
région des ovaires, surtout à droite. On diagnostiqua une
rétroflexion de l'utérus gravide et, deux jours après, l'utérus
fut remis en place par la position génu-pectorale. L'état
de la malade s'améliora et, dix jours après, elle put se lever.
Le 18 juillet les douleurs recommencèrent. Elles continuèrent jusqu'au 23 juillet, où eut lieu l'accouchement
d'un fœtus de cinq mois. Après l'accouchement mouvements fœtaux. Le 17 août douleurs dans la région de
l'ovaire droit. Nouveaux mouvements fœtaux, souffle placentaire, bruits du cœur fœtal. Le 27 septembre mort. A
l'autopsie on trouva un sac fœtal rompu contenant un fœtus
de sept mois et demi. On pensa qu'il s'agissait d'une grossesse interstitielle, car le sac fœtal était entouré d'une mus-
culature épaisse.

XLVI. — Observation de Dikson

Malade âgée de vingt-huit ans, mariée depuis douze ans,
a eu quatre enfants à terme et trois avortements. Le 26 dé-

cembre 1891 elle eut un avortement au quatrième mois.
Dikson examina la malade quinze jours plus tard et trouva
une grosse masse en arrière de l'utérus qu'il prit pour un
utérus gravide en rétroversion et contenant les restes d'une
grossesse antérieure. Le 15 janvier la malade présenta des
douleurs abdominales et du météorisme. Les douleurs et
l'hémorragie continuèrent. Opération le 23. On trouve en
arrière de l'utérus une masse de sang en partie liquide, en
partie coagulé, dans laquelle est contenue la trompe gauche rompue. A l'examen des morceaux de membranes, on
retrouve une partie de la trompe.

XLVII. — Observation de Cragin

Nullipare, âgée de vingt-trois ans. Dernières règles il y
a sept semaines. Après un coït, douleurs subites et violentes dans le bas-ventre à gauche. Laparotomie. On trouve
un épanchement abondant de sang. Le sang s'écoule libre-
ment de la trompe rompue. Quelques jours après sort de
l'utérus un œuf de six semaines.

XLVIII. — Observation de Kallmorgen

Femme âgée de trente-cinq ans, sexipare. Avortement
au septième mois, extraction manuelle du placenta. On
découvre une tumeur de la grosseur d'une tête d'homme,
et d'une consistance molle. Fièvre et repos au lit pendant
cinq semaines, puis mort soudaine. L'autopsie montra que
la trompe gauche disparaissait dans la tumeur. Celle-ci
présentait une perforation par laquelle apparaissaient des
pieds et des mains de fœtus. Ce dernier correspondait par
son développement au terme de la grossesse utérine.

XLIX. — Observation de Otto Küstner

Malade de trente et un ans, mariée, a eu une grossesse gémellaire en 1883.

Dernières règles le 3 juillet 1891.

Fin août, douleurs lombaires et abdominales, accompagnées de vomissements. En août et septembre légère hémorragie génitale.

A la clinique de Dorpat on trouva une tumeur abdominale s'élevant de 10 centimètres au-dessus de la symphyse. La partie gauche semble être l'utérus augmenté de volume.

12 novembre. — Laparotomie. L'utérus rejeté à gauche correspond à une grossesse de trois mois. A sa droite, le sac fœtal extra-uterin occupe toute la moitié droite du bassin. La trompe droite augmentée de volume se perd dans le sac fœtal. Celui-ci contient un fœtus de cinq mois. On l'enlève ainsi que la plus grande partie du placenta. Le 18 novembre abcès de la région parotidienne. 6 décembre, pneumonie lobulaire.

Mort avec symptômes d'œdème pulmonaire.

L. — Observation de Barton Cooke Hirst

La malade, une jeune femme, a eu un avortement quatre semaines auparavant, à la suite de l'introduction d'un stylet dans l'utérus. Violente hémorragie. Quelques jours après, sortie du fœtus, puis douleurs abdominales intenses, fièvre, pouls faible, abdomen rétracté et sensible. Par le vagin on sentait une tumeur située en arrière et à droite de l'utérus. On pratiqua ensuite une laparotomie et on trouva une

grossesse tubaire, mais pas d'infection autour de l'utérus.
Guérison.

LI. — Observation de Franklin

Malade de trente-trois ans, mariée, a eu déjà cinq enfants
et attend un nouvel accouchement en juin 1893. Le 21 juin,
après un travail de dix-huit heures, on appelle Franklin.
Ventre très volumineux, sonore des deux côtés.

Par le toucher vaginal on sentait dans le cul-de-sac postérieur une masse de la grosseur d'une noix de coco. Elle
était un peu mobile, élastique et présentait la consistance
d'un sarcôme. Quand on ouvrit la cavité abdominale il en
sortit 2 onces de sang. On sectionna la paroi utérine et on
en sortit un enfant avec son placenta.

On remarqua alors une tumeur dans le bassin ; on l'ouvrit et on en sortit un enfant à terme, mort, dont la tête
plongeait dans le cul-de-sac de Douglas.

Mort une demi-heure après.

Pas d'autopsie.

LII. — Observation de Démétrius v. Ott

Malade âgée de trente-six ans, a eu deux accouchements
antérieurs.

Dernières règles du 27 au 30 août. Au milieu de septembre, douleurs dans les lombes et le bas-ventre. Le 25 octobre, l'utérus est augmenté de volume. Il présente le volume
d'un poing. A droite est une tumeur de même volume et
de même consistance. Laparotomie le 1er novembre 1891.
Utérus gravide. Trompe droite de la grosseur d'un petit

poing. La partie renflée de la trompe renferme un caillot.

La grossesse utérine continua son cours et, le 30 mai 1892, la femme accoucha d'un enfant vivant et à terme.

LIII. — Observation de Lotheissen

La malade a eu un avortement en novembre 1894. L'œuf avait deux mois. Au commencement de décembre, l'utérus était encore augmenté de volume. Derrière lui et à droite était une tumeur de la grosseur d'une tête de fœtus, mobile, élastique et fluctuante. On pensa à un kyste de l'ovaire. Mais à l'opération on trouva les deux ovaires sains et la tumeur parut formée par le milieu de la trompe droite. Elle contenait un caillot et un embryon de 15 millimètres de long. Guérison.

LIV. — Observation de Walther

Il s'agit d'un cas intéressant et non douteux de grossesse tubaire développée à côté d'une grossesse siégeant dans un utérus double.

La malade a trente-cinq ans, elle est mariée. Le 19 avril 1895 elle entre à la clinique gynécologique de Giessen, pour des douleurs dans le bas-ventre et des pertes irrégulières.

Elle a eu trois enfants et un avortement au sixième mois. L'abdomen présente une résistance an-dessus de la symphyse. On sent l'utérus augmenté de volume et correspondant à une grossesse de trois mois. A son côté droit, on sent une tumeur.

Un sang brunâtre s'écoule de la matrice. Dans la nuit qui suit l'examen, douleurs violentes.

23 avril. — Laparotomie : on trouve un utérus double contenant un fœtus dans sa moitié droite. La trompe gauche disparaît dans une tumeur en forme de poire. On trouve du sang dans le bassin. On enlève les annexes gauches et on trouve un embryon, dans le sac tubaire. Le 26 avril, avortement.

Dans le placenta utérin étaient des franges choriales aussi développées que celles qui étaient dans la trompe. Walther en conclut que les deux grossesses avaient évolué en même temps.

LV. — Observation de Pestalozza

Malade, âgée de trente-cinq ans.

Elle entra à l'hôpital le 12 novembre 1894, pour douleur et ballonnement du ventre. Dernières règles le 15 septembre. On confirma le diagnostic de grossesse, déjà porté. Mais l'utérus parut refoulé en avant par une tumeur placée derrière lui et qui semblait sortir d'une des trompes. Le 1ᵉʳ décembre laparotomie. Derrière l'utérus gravide on trouva un gros hématocèle semblant provenir de la trompe droite. Guérison.

LVI. — Observation de Mitchell

Malade, âgée de trente ans, a eu un accouchement antérieur. Dernières règles le 5 novembre 1894. Le 25 décembre 1894, douleurs dans le bas-ventre. Celles-ci cessèrent pour recommencer en mars 1895.

A droite de l'ombilic on trouve une tumeur ressemblant à un utérus gravide. A gauche on trouve une seconde tumeur. Pas de bruits fœtaux. Au niveau de la tumeur gauche souffle placentaire.

27 avril. — Douleurs et le jour suivant accouchement d'un enfant de cinq à six mois. La tumeur droite présente le volume ordinaire d'un utérus au moment du *post partum.* La tumeur gauche est amenée sur la ligne médiane. Le souffle persiste. Nouvelles douleurs, symptômes de péritonite et mort le 30 avril.

A l'autopsie, on trouve un sac fœtal derrière le ligament large gauche, dans lequel est un fœtus plus petit que celui qui était dans l'utérus. Mitchell pense à une grossesse tubaire.

LVII. — Observation de Moseley

La malade accoucha en mars 1895 d'un fœtus de sept mois. Les règles revinrent en mai et furent régulières jusqu'en août. En octobre, symptômes subjectifs comme pendant la première grossesse.

En novembre, hémorragies et douleurs abdominales. L'utérus présentait le 6 décembre le volume qu'il présente au troisième mois de la grossesse. La trompe formait une tumeur élastique. Le 7 décembre pouls à 112 degrés. Laparotomie. La cavité abdominale était pleine de sang.

La trompe droite était rompue dans son milieu et, dans son intérieur, était fixé un cordon dont l'autre extrémité était en connexion avec un fœtus situé dans la cavité abdominale.

Dans l'utérus fœtus du même volume que le précédent. Corps jaune dans l'ovaire gauche.

LVIII. — Observation de Chrobak

Malade de trente-huit ans, a déjà eu cinq enfants à terme et vivants. Dernières règles en avril 1895. Depuis le quatrième mois de sa grossesse, douleurs abdominales. Mouvements fœtaux intenses. Le 21 février 1896, naissance d'un enfant vivant et à terme. Le 26 février 1896 Chrobak l'examina. Température de 37°3. Pouls à 92. Abdomen tendu. Mouvements fœtaux. Utérus de la grosseur d'un poing. A sa gauche tumeur formée par les annexes. Laparotomie. A gauche de l'utérus on trouva un sac fœtal d'où on retira un enfant vivant. La mère et l'enfant quittèrent l'hôpital en bonne santé. La grossesse ectopique s'était développée aux dépens de l'ovaire et du pavillon de la trompe gauches.

LIX. — Observation de Royster

Femme âgée de trente-quatre ans, secundipare. Huit semaines après la fécondation symptômes de rupture de la trompe. Au terme normal de la grossesse la femme accoucha d'un enfant vivant. Après l'accouchement un second enfant était contenu dans l'abdomen. Quatre semaines après symptômes de péritonite. Laparotomie. Opération en grande partie extrapéritonéale à cause des connexions du sac fœtal avec les parois abdominales. Guérison.

LX. — Observation de Mathewson

Chez une femme normalement accouchée on constate une tumeur à gauche de l'utérus. Deux jours après mouvements fœtaux très nets. L'introduction d'un trocart dans le fœtus amène sa mort. La tumeur est réduite à une petite masse qui n'occasionne aucune gêne.

LXI. — Observation de Brook Well

Malade de vingt sept ans, mariée, a eu un enfant il y a cinq ans. Traitée pour hémorragie après un avortement en octobre 1897. Dernières règles le 20 mars. Le 24 avril on trouve l'utérus très volumineux. Le 1er mai, la corne droite semble proéminer. Fortes douleurs. Le jour suivant, pouls à 120, sensibilité à la pression et sensation de résistance dans la partie droite de l'utérus. Laparotomie. Grande quantité de sang dans le péritoine. La trompe était enroulée autour de la corne utérine. Les restes d'un œuf étaient projetés en dehors de la corne. L'extrémité de celle-ci fut liée et le sang enlevé. Vingt-quatre jours après on retira l'œuf intra-utérin avec une curette. Il était mort depuis quelque temps.

LXII. — Observation de Jeff. Miller

Miller fut appelé auprès d'une femme qui, avant son arrivée, avait accouché d'un fœtus de trois mois et demi. Le placenta fut extrait avec la main. Quatre heures plus tard, douleurs intenses, vomissements, dyspnée, pouls à 160, abdomen sensible. A gauche de l'utérus on sent une masse fluctuante. Mort deux heures après. A l'autopsie, on trouva dans la cavité abdominale, dans le sang répandu, un fœtus de 3 pouces et demi.

LXIII. — Observation de Doktor

Malade âgée de vingt-six ans, mariée, a eu un avortement au troisième mois. Depuis ce temps, menstruation régulière jusqu'au 12 janvier 1894. En mai, douleurs abdominales, puis pertes rouges. On sentait une tumeur dans le ventre. On fit un curetage et l'on ramena un gros morceau de caduque. La malade se rétablit. Un mois après survinrent, pendant une promenade, des douleurs dans le côté gauche du bas-ventre. On sentait une tumeur qu'on prit pour un exsudat de paramétrite. Les douleurs continuèrent jusqu'au 26 octobre où l'on fit une laparotomie. On trouva un sac fœtal contenant un fœtus macéré.

LXIV. — Observation de Dittel

Femme de quarante ans, sexipare. Dernières règles le 14 mai. Le 10 juillet hémorragie abondante avec douleurs abdominales. Laparotomie. On trouve l'utérus gros de trois mois et derrière lui un amas de sang coagulé. La trompe est grosse comme un pouce et également entourée de sang, Il paraît s'agir d'une molle sanglante tubaire avec placenta contenu dans l'ampoule de la trompe. Un mois après eut lieu l'avortement de la grossesse intra-utérine.

LXV. — Observation de Richard Mond.

Malade de vingt-huit ans, mariée, a eu cinq accouchements normaux. Le 15 août violente hémorragie sans douleurs, qui cessa le 18 août. Deux jours après douleurs abdominales, surtout au niveau de l'hypogastre droit. Elles durèrent jusqu'au 13 septembre, où Mond vit la malade. L'examen montra une tumeur à droite de l'ombilic, bien distincte de l'utérus qui était à gauche. Le 24 septembre laparotomie. L'utérus avait la grosseur d'un poing et il correspondait au troisième mois de la grossesse. La trompe droite était augmentée de volume. Près d'elle était un caillot sanguin qui formait la tumeur. Mond pensa à un avortement tubaire au cinquième ou sixième mois avec hématome dans l'ovaire et hématocèle.

LXVI. — Observation de Hermès

Olga F..., âgée de trente ans. Entrée à l'hôpital le 4 septembre 1898. Parents en bonne santé. Rougeole dans l'enfance, maladie des yeux, angine, puis chlorose, gastrite. Opérée en 1894 pour déchirure du col et guérison. Opérée en 1896 pour traumatisme.

Premières règles à dix-sept ans; revenant régulièrement toutes les quatre semaines, et durant trois ou quatre jours, assez abondantes, sans fatigues. Dernières règles le 7 juillet. A eu trois enfants, dont le dernier en juin 1893; accouchements normaux.

Cinq avortements, le premier en 1894 et le dernier en juin 1897.

Depuis quatorze jours, fort ballonnement et épreintes rectales, légères hémorragies par le vagin et douleurs analogues à celles de l'enfantement. Dans la nuit du 3 au 4 septembre, la femme a travaillé jusqu'à 1 heure. Tout à coup, elle est prise de violentes douleurs analogues à celles de l'enfantement, et elle reste évanouie pendant une minute.

Ce matin, la malade éprouve des douleurs dans le bas

ventre, des tiraillements, de la pression à l'épigastre, puis tout à coup elle cesse de respirer, se jette d'ici et delà et pousse des cris.

Elle urine sans peine, elle éprouve des besions impérieux d'aller à la selle. Pas d'hémorragie. Vomissements et hoquet. Elle est envoyée à l'hôpital par le médecin.

Femme d'une constitution robuste, dans un bon état de nutrition, d'un teint pâle, légèrement jaunâtre. Urines sans albumine. La malade entra à l'hôpital vers 12 h. 30 et fut alors mise au lit. Le pouls bat à 120 environ, assez fortement; la température est de 36. Le ventre est assez gros, douloureux à la pression, surtout du côté gauche. Après quelques minutes, nouvel accès. Mouvements convulsifs des membres, teint pâle, bourdonnements d'oreilles, dyspnée, sueurs; la malade pousse de hauts cris, le pouls est petit, à peine sensible. Après une minute environ, l'aspect change, le pouls devient plus fort. Injection hypo-dermique camphrée, vessie de glace, excitation. A 2 h. 30 et 4 h. 30, nouveaux accès, mais moins forts. La malade se plaint de douleurs dans le bas ventre et à gauche; pros-tration.

5 septembre. — Plus d'accès. On sent du côté gauche, se perdant dans le petit bassin, une résistance molle difficile à délimiter et douloureuse à la pression. Par un examen bimanuel attentif, on peut sentir l'utérus en anté-flexion et augmenté de volume, ainsi qu'une résistance molle, limitée à droite par la ligne médiane, placée à côté et derrière l'utérus et pénétrant par en bas jusque dans le petit bassin.

12 septembre. — La malade n'a plus eu aucune menace de perte de connaissance, sauf une légère douleur dans le côté gauche ; elle ne se plaint de rien. Elle accepte l'opéra-tion qu'on lui propose.

13 septembre. — Anesthésie chloroforme. Incision sur la ligne médiane allant de dessous l'ombilic à deux travers de doigt au-dessus de la symphyse. Le péritoine est fixé par une suture à la peau. Dès que le péritoine est ouvert, on voit une grosse masse de sang épanchée, en partie organisée et adhérente à l'intestin. Au milieu d'elle est une tumeur teintée de sang, de la grosseur d'une orange, en connexion intime avec la trompe gauche. Celle-ci se laisse facilement dégager, on la pédiculise et on la lie avec un catgut. Les annexes du côté droit sont normaux. Toilette de la cavité abdominale avec nettoyage soigné de tout le sang écoulé. Suture à la soie du péritoine, pansement.

14 septembre. — Ventre souple, ni ballonné, ni sensible. Pas de vomissements, langue chargée, humide. T. = 38. P. = 96. Il faut retirer l'urine par le cathétérisme.

17 septembre. — Miction spontanée. Purgation avec de l'huile de ricin. Meilleur appétit, aucune douleur, bien-être parfait.

23 septembre. — Enlèvement des fils ; première intention. Abstraction faite des degrés de température des premiers jours, marche complètement apyrétique.

3 octobre. — La malade se lève avec un bandage approprié. Aucune douleur. La jambe droite est enflée dans la région malléolaire. L'enflure disparaît bientôt par le repos au lit.

9 octobre. — La malade ne souffrant plus et guérie est congédiée. Il paraissait étonnant à ceux qui avaient pratiqué un examen gynécologique avant le licenciement que, malgré un état complètement normal, l'utérus soit encore fort augmenté de volume. La malade est priée de se présenter toutes les quatres semaines pour rendre possible l'observation et le contrôle.

En vérité, on pouvait déjà après quatre semaines, et d'une

façon absolument irréfutable après deux mois, établir une augmentation de volume régulière de l'utérus.

Nous avons positivement établi quelques considérations au moyen des données d'une palpation convenable. On sentait une tumeur, qui s'enfonçait dans le grand bassin ; mais cette tumeur ne ressemblait pas à un utérus régulièrement augmenté de volume ; elle présentait, en allant vers la gauche, une sensation de consistance dure, de sorte que pendant les premières semaines on pensait que cette partie dure qu'on sentait vers la gauche pouvait être l'utérus, et qu'une tumeur kystique lui était attachée. Cette différence de consistance disparut bientôt, et l'on put alors établir avec une sûreté absolue qu'on avait affaire à une grossesse normale. En se basant sur ses dernières règles datant du 7 juillet, la malade attendait son accouchement vers le milieu d'avril. Aussi, à ce moment, les premières douleurs s'étant fait sentir, elle se fit amener à l'hôpital.

16 avril 1899. — Un peu pâle, bien nourrie, la malade ne présente aucune lésion des organes internes.

Urines sans albumine et sans sucre, les seins se développent et laissent couler un peu de colostrum à la pression. L'abdomen est rond comme une boule. L'utérus augmenté de volume monte jusqu'à deux travers de doigt au-dessous de l'appendice xiphoïde. Le fond de l'utérus est situé un peu à droite. On sent les ligaments ronds des deux côtés. On ne peut sentir les annexes. Sur le côté on sent nettement en haut le siège, à gauche et un peu en avant le dos de l'enfant.

En bas, au-dessus de la symphyse, on sent ballotter la tête. A l'entrée du vagin, nombreuses veines et varices de la grosseur d'un poing d'enfant ; nombreuses varices aux membres inférieurs. L'entrée du vagin est un peu étroite à cause d'une cicatrice de périnéoraphie. L'orifice utérin a un diamètre égal à celui d'une pièce de 2 marks, le col est presque complètement bouché. Un peu d'écoulement séreux. Crâne ballottant.

17 avril. — La malade a éprouvé hier quelques douleurs ; elles recommencent aujourd'hui plus fortes et plus fréquentes.

Le matin, à 7 heures, rupture de la poche, cause d'un écoulement de liquide.

7 h. 3o, débridement de la tête dans la première présentation du crâne. Malgré une sage protection du périnée, rupture périnéale du second degré. L'utérus se contracte bien, il incline complètement son fond du côté droit.

A 7 h. 45, extraction du placenta ; ce dernier est complètement normal, bien développé, et présente deux infarctus. Les membranes, dont il manque environ la moitié, sont solidement fixées à la périphérie du placenta. L'utérus se ramollit bientôt ; après un massage, il expulse une grande quantité de sang coagulé. Après légère anesthésie chloroformique, suture au catgut de la déchirure périnéale. L'utérus est complètement situé du côté droit, bien contracté et ne perdant plus de sang. L'enfant est une fille, elle est bien portante, elle a 51 centimètres de longueur ; elle pèse 7 livres, le périmètre de la tête est de 35 centimètres.

20 avril. — Repos au lit. Apyrexie, la malade n'a pas assez de lait, de sorte que l'enfant est allaitée artificiellement. L'utérus est du côté droit, il diminue peu à peu de volume ; après le massage, il s'écoule toujours un liquide sanguinolent en quantité assez abondante. Les lochies sont très fortement hémorragiques. La suture périnéale guérit, le sujet a une bonne santé ; de temps en temps la malade se plaint de douleurs dans les reins et des deux côtés.

1er mai. — L'utérus est situé maintenant sur la ligne médiane. On le sent encore à trois travers de doigt au-dessus de la symphyse. Les lochies sont encore hémorragiques. De temps en temps, écoulement brusque d'une assez grande quantité de liquide sanguinolent. La suture périnéale n'est pas encore complètement guérie, quelques fils ont été enlevés

10 mai. — Hémorragie persistante, nécessitant un curetage avec anesthésie chloroformique. Il sort une grande abondance de lambeaux de la caduque.

13 mai. — Plus d'hémorragie. La suture périnéale est guérie. La malade se plaint de douleurs de reins se faisant sentir par moments; à part cela, bonne santé.

La malade a joui depuis d'une bonne santé persistante. L'enfant grandit bien.

LXVII. — Observation de Srauss

Malade âgée de trente-quatre ans, a eu deux accouchechements normaux. Dernières règles fin mai. Le 7 août, forte hémorragie qui dura jusqu'à la fin du mois. L'utérus correspondait à dix ou douze semaines de grossesse ; à sa droite était une tumeur. Le 30 août, laparotomie. On trouva une tumeur de la grosseur d'une tête d'enfant formée par un hématosalpynx situé à côté de l'ovaire. Le 23 septembre expulsion hors de l'utérus d'un fœtus de quatorze semaines.

LXVIII. — Observation de Engström

Malade âgée de vingt-neuf ans, mariée, a eu trois enfants. Dernières règles le 11 septembre 1898. Depuis le commencement d'octobre hémorragie et douleurs abdominales. Vomissements pendant les dernières semaines. A l'examen on trouva l'utérus un peu augmenté de volume. A droite et en arrière de lui était une tumeur arrondie. Le 8 novembre laparotomie. La trompe droite était augmentée de volume et présentait une rupture par où s'était écoulé du sang qui avait formé un caillot dans la cavité de Douglas. Le 18 décembre, douleurs et hémorragie. Sortie d'un œuf de trois mois. Guérison.

LXIX. — Observation de Warnek

Une femme de trente-quatre ans, qui a eu quatre accouchements et quatre avortements a ses dernières règles le 5 octobre 1899. Le 28 octobre, douleurs violentes qui durèrent quelques jours. Depuis le 3 novembre petit écoulement sanguin par les voies génitales et douleurs de reins. A l'examen, utérus augmenté de volume, sensible, col un peu entr'ouvert, trompe épaissie, douloureuse. Ovaires tuméfiés. On diagnostique une double salpingo-ovarite avec métrite ou endométrite. Trois semaines plus tard, forte hémorragie et douleurs dans tout le ventre. On sent une forte tuméfaction de la trompe gauche, dont l'extrémité postérieure est tuméfiée et très sensible. L'hémorragie dure plus d'un mois et n'est calmée que par l'hydrastinine. Fin janvier, on peut constater que l'utérus est mou et grossi; en dehors, on sent une tumeur qui, à droite, déborde l'excavation.

L'auteur soupçonne une grossesse extra-utérine. Dans le milieu de février la malade perçoit des mouvements fœtaux. Le toucher vaginal indique nettement le ballottement céphalique. Ne pouvant pas affirmer si on avait affaire à une grossesse utérine ou extra-utérine, on fait le 10 mars, une laparotomie exploratrice. On trouve une grossesse utérine de six mois et un avortement tubaire. Il s'agit d'une grossesse gémellaire avec un fœtus dans l'utérus et un

autre dans la trompe gauche. L'un donne lieu à un avortement tubaire, l'autre se développe jusqu'au mois de juin où
la femme met au monde un garçon bien portant.

Ce cas montre combien parfois le fœtus tient bien dans
l'utérus. Ni un avortement tubaire, ni une hémorragie utérine importante durant un mois et demi, ni des injections
chaudes, ni l'ergotine, ni l'hydrastinine ni une laparotomie
exploratrice n'ont interrompu le cours normal d'une grossesse qui se termina à terme.

LXX. — Observation de Kochanow

V. ., trente ans, entrée le 16 janvier 1901. Grossesses et
accouchements antérieurs normaux. Dernières règles en
octobre 1900. Deux mois plus tard, syncopes, faiblesse
générale et hémorragie par les voies génitales. Trois semaines auprès, la malade remarque une tumeur au-dessus
de la symphyse. On diagnostique une grossesse tubaire, un
avortement tubaire et l'issue du fœtus dans le péritoine.
Laparotomie, pendant laquelle on constate un avortement
tubaire et une grossesse utérine de quatre mois. Les deux
grossesses sont survenues vraisemblablement en même
temps. Avortement d'un fœtus de quatre mois vingt-trois
jours après l'opération. Le 2 avril la malade quitte l'hôpital
complètement guérie.

LXXI. — Observation de M. le professeur A. Pollosson
(inédite).

Mme X., trente-trois ans.

A eu antérieurement deux accouchements à terme et
trois fausses couches.

Dernières règles régulières en novembre 1901.

En décembre, retard de cinq jours, puis apparition d'un écoulement sanguin utérin qui dure jusqu'à l'heure actuelle (7 février 1902). Jamais d'expulsion de caillots.

6 janvier. — Au matin, douleurs brusques dans le bas-ventre. Violentes coliques accompagnées de vomissements et tendance à la syncope. Depuis ce jour les douleurs se reproduisent souvent, vomissements quotidiens. La malade est obligée de garder le lit.

A l'examen, on constate l'existence d'un utérus volumineux refoulé en avant par une tumeur située en arrière, le fond utérin atteint l'ombilic.

La forme de l'utérus est plus allongée, moins globuleux qu'un utérus de grossesse ; la consistance est un peu molle. Le col déformé par des déchirures multiples d'accouchements antérieurs n'a rien de caractéristique.

En arrière de l'utérus, on perçoit une grosse masse de consistance assez ferme mais un peu pâteuse. Cette masse descend en arrière de l'utérus dans le Douglas qu'elle distend, son fond remonte un peu plus haut que le fond utérin, elle déborde à droite le bord droit de l'utérus et vient apparaître au-dessus de l'arcade crurale.

On fait le diagnostic d'une hématocèle ayant pour point de départ la rupture d'une grossesse tubaire.

On est frappé du volume de l'utérus plus considérable que l'hypertrophie qui accompagne habituellement les grossesses tubaires. On ne songe pas à la possibilité d'une grossesse utérine.

12 février. — Intervention par M. Auguste Pollosson. Laparotomie, évacuation d'une masse considérable de caillots noirs qui constituaient la tumeur rétro-utérine. Après ablation des caillots, on trouve aisément la trompe droite qui est enlevée ; cette trompe contient une masse placentaire dissociée par des hémorragies. Le fœtus n'est pas

retrouvé. Il n'y a donc pas d'hésitation sur l'existence d'une grossesse tubaire récente.

Pendant l'opération on constate que l'utérus de consistance molle, avec un contenu kystique, est évidemment le siège d'une grossesse de trois mois environ. La forme allongée de cet utérus fait remonter le font plus haut que ne le comporterait le volume.

On place un Mikulicz dans la poche de l'hématocèle et on établit un drainage abdomino-vaginal.

Dans l'après-midi qui a suivi l'opération la malade avorte d'un fœtus de trois mois environ. La délivrance se fait spontanément. Quelques débris de caduque sont expulsés trois jours plus tard.

Le malade est actuellement complètement guérie, trois semaines après l'intervention.

CONCLUSIONS

I. La coexistence des grossesses utérines et extra-utérines telle que nous l'entendons, c'est-à-dire avec développement simultané des deux fœtus, soit qu'il s'agisse de grossesse gemellaire ou de superfœtation, est un fait relativement rare. Nous avons réussi à réunir soixante et onze observations de ce curieux phénomène, dont une inédite.

II. Les deux symptômes qui semblent être caractéristiques sont les hémorragies et les douleurs. Les premières sont tantôt sans signification et constituent des écoulements irréguliers se produisant pendant les trois ou quatre premiers mois de la grossesse sans avoir aucun des caractères des véritables écoulements menstruels ; le plus souvent au contraire elles coïncident avec l'avortement de l'œuf utérin ou l'interruption de la grossesse ectopique. Les douleurs sont dues le plus souvent, à la compression des organes abdominaux, à une hémorragie produite à l'intérieur du sac fœtal ou à une rupture du sac lui-même.

III. L'évolution des deux grossesses est variable.

Dans vingt cas les deux fœtus sont allés à terme. Dans les autres cas, ou les deux grossesses sont interrompues avant terme, ou l'une est interrompue et l'autre va à terme. Dans vingt-cinq cas le fœtus extra-utérin est allé à terme, et le fœtus intra-utérin a atteint ce développement dans près de la moitié des cas.

IV. Le diagnostic est difficile, surtout au début. On pense ordinairement à une grossesse utérine compliquée de tuméfaction annexielle d'un côté ou bien à une grossesse tubaire et, dans ce cas, on interprète l'augmentation de volume de l'utérus comme une hypertrophie de voisinage.

V. Le but du traitement doit être de sauver la mère plutôt que les enfants et de faire passer la conservation du fœtus utérin avant celle du fœtus extra-utérin.

BIBLIOGRAPHIE

Duverney, OEuvres anatomiques, Paris, 1761.

Mascagni, Mem. Società italiano delle Scienze. Verona, 1810.

Cliet, Histoire d'une grossesse extra-uterine jointe à une grossesse naturelle, suivie de quelques réflexions. Nouveau journal de médecine, chir. pharm., Paris, 1818.

Goessmann, De conceptione duplici uterino numerum et ovaria uno eodemque temporis momento facta (Dissertalio inauguralis, Marburg, 1820).

Mme Lachapelle, Grossesse extra-utérine coexistante avec une grossesse ordinaire; rupture mortelle. Pratique des accouchements, t. XLI, Paris, 1825.

Pétrunti, Filiatre Sebezio, 1834, t. VIII.

Horn, Geschichte einer glecchzeitigen Bauchholen und Gebärmutterschwangerschaft, und Endigung der letzteren durch Geburt. (Medicinische Jahrbucher des k. k. österreichischen Staates. B. XV. Wien, 1834).

Ambrosioni Gaetano, Storia di una gravidanza uterina complicata a gravidanza estra-uterina. (Gazetta medica di Milano, t. V, 1846).

Gordon, Western journ. of Medicine and Surgery, 1848.

Weber, Gleichzeitige uterin — und abdominal — Schwangerschaft. (Zeitschrift der Norddeutschen Chirurgen-Vereins für Medicin, Chirurgie und Geburtshülfe. B. III. Magdeburg, 1848).

Craghead, A remarkable case of double pregnancy, one ovum entering the uterus, the other being arrested in the tube.

(The american journ. of the Medical Science, vol XIX).

Rosshirt, Lechrbuch der Geburtshelfe, Erlangen, 1851.

Behm, Vereimgte Uterinal und Tubarschwangerschaft. Tod durch Berstung der Tube (Archiv. für Gynecologie. Bd. VII).

Buck, Tubular pregnancy; a second ovum being found in the cavity of the uterus (The Boston medical aud Surg. Journ. nov. 29, 1855).

Clarke, Case of double conception : one child born alive, the other extra-uterine fœtation (The med. Times and Gazette New. déc. 1856).

Low und Lumpe, Merkwürdiger Fall einer Extra-uterinschwangerschaft mit gleichzeitiger monströser Uterinschwangerschaft bis zum 15 Monate beobachtet (Wochenblatt der Zeitschrift der k. k. Gesellschaft der Aerzte, zu Wien, 1856).

Packard, Double pregnancy, one tubal, the other uterine (Proceedings of the Pathological Society of Philadelphia, dec. 1858).

Tuffnell. Case of extra-uterine fœtationtwin conception from the same ovary. Normal descent of one fœtus in the womb, arested of the other in the fallopian tube, escape from thence by ulceration into the cavity of abdomen, followed by hemorrage and death in 24 hours (The Dublin quarterly journ. of medical science. May 1862).

Tebbets, The Nashville med. and. surg. Journ. 1860.

Prunefather, On a case of co-existing extra and intra-uterine pregnancy. (The Lancet, juin 1863.)

Cooke, Case of uterine and extra-uterine pregnancy progressing simultancously to the full period of gestation (Transactions of the obstetrical society. London 1864).

Pellischek, Gleichzeitiger Bestand einer intra und extra-uterinen Schwangerschaft (Oester reichische Zeits chrift für praktische Heilkunde. Wien, 1865, n° 27).

Sager, Case of simultaneous intra and extra-uterine pregnancy. (Michigan University medical journal, october 1870.)

London, Sectionsergebniss eines Falles von gleichzeitiger extra und intra-uterin Schwangerschaft. (New-York med. Gaz., nov. 1870.)

Moore and Sale, Case of extra and intra-uterine fœtation occuring conjointly. (The americ. journ. of obstetrics and diseases of women and children, 1871, V. III).

Pollak, Simultaneous intra and extra-uterine pregnancy to full term. (S. Louis medical and surg. Journ. May 1871.)

Beach, Case of twin compound conception, with micarriage at about six weeks aud delivery of an extra-utérine fœtus through the abdominal walls four years after. (The journ. of the gynaecological Society of Boston, 1871, vol. V.)

Argles, Case of extra-uterine fœtation and superfœtation (The Lancet 1871, vol. II).

Satterthwait, Case of extra-uterine fœtation (New-York med. journ., vol. XVI, oct. 1872).

Sinks, Leawenworth medical Herold. Februar 1873.

Starley, Rare case of extra-uterine pregnancy (The New-York med. journ., vol. XVII, March 1873).

Chabert, Paris médical, vol. II.

Mc. Gee, J. James, Report of a case of extra-uterine fœtation, with abortion of four month gestation of the latter (The Richmond Louisville, med. journ , vol. XIX, March 1875).

Rosset, Intra-uterine pregnancy complicated with extra-uterine fœtation (The Americ. practitioner, vol. XVII, avril 1878).

Dumollard, Grossesse double intra-utérine et extra-utérine (Journ. de méd. et pharm. de l'Isère, 14 juillet 1879).

Wilson, A case of combined intra-uterine and abdominal twin pregnancy : the first child born naturally at eight-months ; the second delivered alive at term by laparotomy (The American journ. of obstetr. and diseases of women and children, vol. XIII, 1880).

Roylaud, Halsted, A remarkable case of gastrotomy (The Boston med. and surg , journ., vol, CII, 1880).

Galabin, Case of extra-uterine associated with intra-uterine
fœtation, in which abdominal section was performed.
(Transactions of the obstetrical Society of London, vol.
XXXIII, 1881).

Piersons, A case of double pregnancy, one intra the other extra-
uterine, abortion of the first, rupture of the cyst con-
taining the second ; death and autopsy (The Homœopa-
thic journal of obstetrics and diseases of women and
children, vol. III, 1881).

Browne, A contrib. to the history of combined intra-uterine·
and extra-uterine twin pregnancy (Transactions of the
American gynæcological Society, vol VI, 1882).

Ahlfeld, Intra-uterine Schwangerschaft neben extra-uteriner
Arbeiten aus der Geburtshulflechgynecologischen Klinick
3° Marburg. 1885-86, Bd III).

Kœhne, Ein Fall von gleichzeitiger intra und extra-uterinschwangerschaft (Inaug--Diss, Marburg 1887).

Brühl, Zur Casuistik der extra-uterinschwangerschaft (Archiv.
für Gynecologie, Bd XXX, 1887).

Kelsey, Normal pregnancy complicated by tubular pregnancy
(The Nashville journ. of medicine and sur. 1888,
vol. XCII).

Edis, Case of extra-uterine fœtation (The British gynæcological Society, 27 feb. 1889.

Harrman, Case of combined intra and extra-uterine twin pregnancy (Transactions of the New Hampshire medical
Society, juny 1890).

Kosthorn, Primär Tubarsecundäre abdominalschwangerschaft.
Zwillinge. Arbeit. aus des Klinik Prof. Chrobak (Wiener
klinische Wochenschrift, 1890).

Witcomb, A rare case of twin intra and extra-uterine pregnancy
treated by elektricity (The New-York journ. of Gyneco-
logy and Obst. vol. I, 1891).

Herzfeld, Ueber einen Fall von ovarialgravidität neben normaler uteriner Schwangerschaft. Arbeit. aus Klinik von
Carl von Braun (Wiener klinische Wochenschrift, 1891).

Martin, Twin pregnancy, one fœtus in utero and the other extra-uterine (Annals of Gynæcologie and Ped., vol. 1891).

Dikson, Three cases of extra-uterine pregnancy, one being coincident with normal uterine pregnancy (The Journ. of the Amer. med. Assoc., Chicago, 1894, vol. XXII).

V. Schrenck, Otto, Küstner, Ueber ectopische Gravidität. Berichte und Arbeiten aus der Universitätsfrauenklinik, zu Dorpat. Wiesbaden, 1894.

Cragin, Ectopie gestation and superfœtation (The New-York journ. of Gyn. a. obst., vol. III, 1893).

Kallmorgen, Präparat von gleichzeitiger extra und intra-Uteringravidität (Zeitschrift f. Gynec. und Geburt. Bd. XXVII, 1893).

Hirst, Barton, Cooke, Coincident intra-uterine and extra-ut. pregnancy (The med. news Philadelphia, vol. LXIV, March 31 1894).

Franklin, Extra and intra-uterine fœtation at full term : Caesarean section (The British med. journ., 1894, vol. I).

V. Ott, Demetrius, Rechtsseitige Tubenschwangerschaft bei gleichszeitiger normaler Gravidität. Leipzig, 1895.

Lotheissen, Zur Casuistik der Unterleibstumoren beim Weibe (Wiener klinische Wochenschrift, 1895).

Walther, Ein Fall von gleichzeitiger. Extra- und Intra-Uteringravidität bei Uterus subseptus (Zeitsch. fur Gebur. und Gyneco, 1895, Bd. XXXIII).

Pestalozza, Contributo alla cura operativa della gravidenza extra-uterina (Annali di Obstetricia e Ginecologia. Luglio, 1895, n° 7).

Mitchell, A case of simultaneous uterine and extra-uteriner-gestation (British med. journ., 1896).

Ludwig, Eierstockschwangerschaft neben normaler uteriner Schwangerschaft. Aus Klinik von Chrobak. Wiener (klinische Wochenschrift, 1896, n° 27).

Royster, A case of combined intra and extra-uterine pregnancy at term (The Amer. journ. of obst. and diseases of women and children, 1897, vol. XXXVI).

Vells, Brook, Case of intra-uterine and tubo-interstitial gestation (Medic. Record., vol. LIII, New-York, 1898.)

Doktor, Seltener Fall von extra-uteriner Gravidität (Centralblatt für Gynecologie, 1899, n° 22).

Mathewson, Twin pregnancy intra and extra-uterine combined
(Transactions of Californian med. Society, 1898, vol.
XXVIII).

Moseley, Twin pregnancy: one fetus being intra-uterine and the
other extra-uterine (The Amer. journ. of obst., 1896,
vol. XXXIII).

Miller, Jeff, A case of combined extra and intra-uterine pregnancy (New-Orléans med. and surg. journ., oct 1898)

Dittel, Fall von Tubabort (Centralblatt für Gynäkologie, 1899,
S. 1301).

Mond, Ueber einen Fall von gleichzeitiger intra und extra-uterin
Gravidität (Münchener medicinische Wochenschrift,
XLVI, 1899).

Hermes, Ein Fall von gleichzeitiger extra und intra-uteringravidität (Deutsche medicin. Wochenschrift, 1900,
XXVI).

Strauss, Tubärgravidität bei gleichzeitiger Intra-uteringravidität (Zeitschrift für Geburt. und Gynecol., Bd. XLIV,
1900).

Hanna, Ch. Vilsm, Ueber gleichzeitige extra-uterine und intra-
uterine Schwangerschaft Mitheil. aus der gynäkologi-
schen Klinik von Prof. Otto Engström in Helsingfors.
B. IV, 1901.

Warneck, Ein Fall einer gleichzeitigen uterin und extra-uterin
Schwangerschaft. Mediciniskoje obosrenje 1901, n° 2 (Cit.
in Centralblatt für Gynäkologie, II, janvier 1902).

Kochanow, Ein Fall einer gleichzeitigen extra-uterin (Tubar) und
uterin. Schwangerschaft (Journ akuscherstwa u. shenskich
Bolernej 1901 ; Cit. in Centralblatt für Gynäkologie, II,
janvier 1902).

Lyon. — Imp. A. REY, 4, rue Gentil. — 31936

www.ingramcontent.com/pod-product-compliance
Ingram Content Group UK Ltd.
Pitfield, Milton Keynes, MK11 3LW, UK
UKHW020932120726
13693UKWH00003B/1276